U0216883

● 本专著出版受广东省教育厅创新强校青年创新人才类项目（自然科学类）"贝叶斯 BYM 与 SCM 模型的理论拓展及其在高血压疾病制图中的应用研究"（课题号：2015KQNCX036）资助。

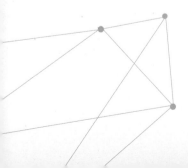

基于**分层贝叶斯模型**的**高血压**时空分布特征及其演化规律研究

140 SYS
88 DIA
80 P/min

徐 丽 /著

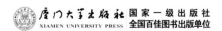
厦门大学出版社
XIAMEN UNIVERSITY PRESS
国家一级出版社
全国百佳图书出版单位

图书在版编目(CIP)数据

基于分层贝叶斯模型的高血压时空分布特征及其演化规律研究/
徐丽著. —厦门:厦门大学出版社,2018.8
ISBN 978-7-5615-7088-3

Ⅰ.①基… Ⅱ.①徐… Ⅲ.①高血压-防治 Ⅳ.①R544.1

中国版本图书馆 CIP 数据核字(2018)第 199445 号

出 版 人	郑文礼
责任编辑	吴兴友
封面设计	蒋卓群
技术编辑	朱 楷

出版发行 厦门大学出版社

社　　址 厦门市软件园二期望海路 39 号

邮政编码 361008

总 编 办 0592-2182177　0592-2181406(传真)

营销中心 0592-2184458　0592-2181365

网　　址 http://www.xmupress.com

邮　　箱 xmup@xmupress.com

印　　刷 厦门市金凯龙印刷有限公司

开本 889 mm×1 194 mm　1/32

印张 8

插页 2

字数 173 千字

版次 2018 年 8 月第 1 版

印次 2018 年 8 月第 1 次印刷

定价 30.00 元

本书如有印装质量问题请直接寄承印厂调换

厦门大学出版社
微信二维码

厦门大学出版社
微博二维码

前　言

　　高血压是最常见的慢性病之一,也是心脑血管疾病最主要的危险因素。根据世界卫生组织(WHO)2013 年的报告,全球每年有 1 700 万人死于心血管疾病,占死亡总数的 1/3,其中有 940 万死于高血压的并发症。世界各国尤其是低收入和中等收入国家居高不下的高血压患病率严重消耗了医疗和社会资源,给家庭和国家造成了沉重的负担。

　　2017 年中国科学院大学与昆明科技大学等多家科研机构联合发布的"中国心血管病死亡地图"显示,冠心病、脑血管病与高血压的死亡率均存在明显的空间差异。其中,南方高血压问题更严重,北方则是冠心病与脑血管病的重灾区。具体而言,高血压死亡率排名前四位的地区分别是湖北、广东、湖南和重庆,死亡率最低的是青海、天津、宁夏和海南。

高血压病因复杂，且男性与女性高血压患者在生理、心理与社会经济状况等方面存在差异，其患病特点及其相关因素可能存在着差别。目前从性别视角对高血压分布模式及其关联因素的研究较少；且研究时大多采用基于个体层面的传统统计分析方法，忽略了疾病数据内在包含的空间与时间信息。

因此，尽管已有许多高血压病因相关研究，但受分析方法及研究视角等因素影响，已有研究具有一定的局限性。为此，本研究拟利用分层贝叶斯模型的灵活性、易拓展性等优点对其经典模型（BYM 模型与 SCM 模型）进行拓展，构建贝叶斯空间或时空模型，揭示高血压风险的人群分布特征、空间分布特征及其随时间演变规律，挖掘出男性与女性高血压患病风险的异同，为相关部门制订高血压防治规划及针对性地开展以人群为基础的干预策略提供参考依据，进而为其他慢性病实行多疾病联合监测与防控提供新的分析视角。

本研究的基本思路是：首先，考虑到面板数据特点，对不同性别分别采用传统的混合 logistic 回归法与面板 logistic 模型从个体层面筛选影响高血压患病的可能因素；然后，分别采用标化患病比、BYM 空间模型与 SCM 空间模型从空间视角分年份研究中国 7 省市不同性别高血压患病的空间变异，了解不同地区高血压风险的地区差异；其次，将贝叶斯样条分别引入 BYM 空间模型与 SCM 空间模型，构建 BYM 时空模型与 SCM 时空模型，揭示高血压空间分布模式随时间推移的持久性并突出不寻常的模式，为高血压病因探索提供

提示性信息;再次,将区域协变量引入 BYM 空间模型与
SCM 空间模型,探究高血压时空变异潜在来源,丰富高血压
病因学研究;最后,将传统的 logistic 回归与贝叶斯疾病制图
结果进行对比,分析其异同点,为制定和评价高血压卫生政
策与干预措施提供依据。

目 录

第一章 导论 ………………………………… 1

第一节 研究背景与研究意义 …………………… 1

(一)研究背景 ……………………………… 1

(二)研究意义 ……………………………… 3

第二节 研究思路、基本框架与创新点 ………… 3

(一)研究思路 ……………………………… 3

(二)基本框架 ……………………………… 4

(三)创新点 ………………………………… 5

第三节 研究方法 ………………………………… 6

(一)基于个体层面的传统方法 ……………… 6

(二)基于空间层面的传统方法 ……………… 6

(三)BYM 空间与时空模型 ………………… 6

(四)SCM 空间与时空模型 ………………… 6

第二章 基本概念与理论基础 …………………… 8

第一节 基本概念 ………………………………… 8

(一)空间自相关 …………………………… 8

(二)时空分析常用方法 …………………… 8

(三)分层贝叶斯模型与疾病制图 …………… 9

(四)贝叶斯疾病制图 ……………………… 10

（五）标化患病比 ……………………………… 10

第二节　理论基础 ……………………………… 11

（一）全局 Moran 指数 ………………………… 11

（二）先验分布相关问题 ……………………… 12

（三）BYM 基本模型 …………………………… 18

（四）SCM 基本模型 …………………………… 22

（五）MCMC 常见算法概述 ……………………… 23

第三章　文献综述 ……………………………… 28

第一节　高血压危险因素研究现状 …………… 28

第二节　疾病制图的常用方法 ………………… 29

（一）"内插"制图法 …………………………… 30

（二）"平滑"制图法 …………………………… 33

（三）小结 ……………………………………… 37

第三节　贝叶斯疾病制图研究进展 …………… 38

（一）疾病制图的贝叶斯方法 ………………… 39

（二）贝叶斯疾病制图 ………………………… 41

（三）展望 ……………………………………… 48

第四节　BYM 研究现状 ………………………… 48

（一）BYM 空间分析 …………………………… 48

（二）BYM 时空分析 …………………………… 50

第五节　SCM 研究现状 ………………………… 52

（一）SCM 空间分析 …………………………… 52

（二）SCM 时空分析 …………………………… 54

第六节　MCMC 算法研究现状 ………………… 57

第四章　描述统计分析 …………………… 66

第一节　资料来源与分析指标 ………… 66

(一)资料来源 ………………… 66

(二)分析指标定义 …………… 67

(三)数据缺失情况 …………… 70

第二节　分析方法与分析工具 ………… 71

第三节　不同特征调查样本情况 ……… 73

(一)总体 ……………………… 73

(二)性别 ……………………… 75

(三)地区 ……………………… 76

(四)年份 ……………………… 83

(五)居住地 …………………… 89

第四节　高血压患病特征 ……………… 90

(一)患病率及其变化趋势 …… 90

(二)不同特征的患病率 ……… 93

第五章　基于传统方法的高血压风险变异

来源研究 ……………… 97

第一节　单因素分析与多因素分析 …… 97

(一)单因素分析 ……………… 97

(二)多因素分析 ……………… 98

第二节　基于面板数据的分析 ……… 104

(一)面板数据描述性统计 …… 104

(二)固定效应 logit 分析 …… 108

(三)随机效应 logit 分析 …… 112

（四）混合 logit 分析 ·················· 117

第三节　模型比较 ·················· 120

（一）固定效应与随机效应 ·················· 120

（二）混合效应与随机效应 ·················· 121

第六章　高血压时空分布特征及其演化规
　　　　律研究——空间模型 ·········· 123

第一节　标化患病比与空间自相关 ·········· 123

（一）标化患病比分析 ·········· 123

（二）空间自相关分析 ·········· 127

第二节　BYM 模型 ·················· 128

（一）先验参数的选择 ·················· 128

（二）模型诊断与敏感性分析 ·········· 135

（三）实证分析 ·················· 143

第三节　SCM 模型 ·················· 145

（一）先验参数的选择 ·················· 145

（二）模型诊断与评估 ·················· 145

（三）实证分析 ·················· 146

第七章　高血压时空分布特征及其演化规
　　　　律研究——时空模型 ·········· 151

第一节　BYM 时空模型 ·················· 151

（一）研究动机 ·················· 151

（二）模型构建 ·················· 152

（三）模型选择 ·················· 155

（四）模型诊断与敏感性分析 …………… 156

第二节　**SCM** 时空模型 …………… 161

（一）研究动机 …………… 161

（二）模型构建 …………… 162

（三）模型选择 …………… 164

（四）模型诊断与敏感性分析 …………… 166

第三节　实证分析 …………… 167

（一）BYM 时空模型分析结果 …………… 167

（二）SCM 时空模型分析结果 …………… 170

第八章　高血压时空变异来源研究 … 176

第一节　BYM 协变量模型 …………… 176

（一）研究动机 …………… 176

（二）模型构建 …………… 176

（三）参数的选择 …………… 178

（四）BYM 模型变量选择 …………… 185

（五）模型诊断与敏感性分析 …………… 191

第二节　SCM 协变量模型 …………… 194

（一）研究动机 …………… 194

（二）模型构建 …………… 194

第三节　实证分析 …………… 195

（一）BYM 协变量模型分析结果 …………… 195

（二）SCM 协变量模型分析结果 …………… 198

第九章　研究结论与建议 …………… 201

第一节　研究结论 ……………………… 201

（一）方法学讨论 ……………………… 201

（二）高血压时空分布特征及其演化规律 …… 206

（三）高血压时空变异潜在来源 …………… 207

第二节　政策建议 ……………………… 212

（一）推广健康生活方式，控制高血压危险因素流行

………………………………………… 212

（二）加强健康教育，开展健康体检和筛查，推广高

　　血压自我管理 …………………… 213

（三）因时制宜，因地制宜，制订高血压防治中长期

　　规划 ……………………………… 213

第三节　总结与展望 …………………… 214

参考文献 ………………………… 216

第一章 导论

第一节 研究背景与研究意义

（一）研究背景

高血压是最常见的慢性病之一，也是心脑血管疾病最主要的危险因素。根据世界卫生组织（WHO）2013 年的报告，全球每年有 1700 万人死于心血管疾病，占死亡总数的 1/3，其中有 940 万死于高血压的并发症。具体而言，至少 45% 由于心脏病造成的死亡与高血压有关，而中风与之相关的比例则占到了 51%[1]。

世界各国尤其是低收入和中等收入国家居高不下的高血压患病率严重消耗了医疗和社会资源，给家庭和国家造成了沉重的负担（刘力生，2010）[2]。据 WHO 报告预测，在 2011 年至 2025 年期间，低收入和中等收入国家与非传染性疾病相关的累计产出损失预计将达到 7.28 万亿美元，而年度产出损失共计约为这些国家国内生产总值的 4%，其中心血管疾病（包含高血压）占了约一半的成本[1]。

作为中等收入国家之一，我国高血压患病形势同样不容乐观。报告显示，我国 18 岁及以上居民高血压患病率为 33.5%，城市略高于农村（34.7% vs. 32.9%），男性略高于女性（35.1% vs. 31.8%），东、中、西部地区的高血压患病率依次降低，分别为 36.2%、34.1%、28.8%。无论城乡、男女及东中西部,高血压患病率均随年龄增大而增加。2010 年高血压标化患病比(standardized prevalence rate,SPR)为 30.7%,比 2004 年和 2007 年分别增加了 49.8% 和 22.3%,且各年龄组居民的患病率均有明显的升高趋势[3],一方面反映了我国人口老龄化程度日益严峻的现实,另一方面与人们现代化的生活方式紧密相关,如不规律作息及不合理膳食引起的肥胖、应酬引致的吸烟饮酒等需求,以及日益增大的生活和工作压力等。

另据 2017 年中国科学院大学与昆明科技大学等多家科研机构联合发布的"中国心血管病死亡地图"显示,冠心病、脑血管病与高血压的死亡率均存在明显的空间差异。其中,南方高血压问题更严重,北方则是冠心病与脑血管病的重灾区。具体而言,高血压死亡率排名前四位的地区分别是湖北、广东、湖南和重庆,死亡率最低的是青海、天津、宁夏和海南[4]。

高血压病因复杂,且男性与女性高血压患者在生理、心理与社会经济状况等方面存在差异,其患病特点及其相关因素可能也存在着差别。目前从性别视角对高血压分布模式及其关联因素的研究较少;且研究时大多采用基于个体层面的传统统计分析方法,忽略了疾病数据内在包含的空间与时间信息。因此,本研究拟以高血压为研究对象,以其分布模式和影响因素为基础,利用拓展后的分层贝叶斯模型揭示高血压风险的人群分布特征、空间分布特征及其随时间演变规律,挖掘男性与女性高血压风险的异同,为相关部门制订高血压防治规划及针对性地开展以人群为基础的干预策略提供参考依据,进而为其他慢性病实行多疾病联合监测与防控提供新的分析视角。

（二）研究意义

本研究的学术价值主要体现在以下两个方面：①将时空协变量引入贝叶斯 BYM 与 SCM 模型，模型不仅包含了随机效应还包含了固定效应，从而能够量化单种或多种疾病潜在危险因素与结果变量的协变量效应，为区域层面上疾病风险防控提供较为可靠的信息；②将贝叶斯 B 样条引入 BYM 与 SCM 模型，使得模型能够同时对空间随机效应、时间随机效应及时空交互随机效应进行建模，充分利用样本的空间与时间信息，有助于研究疾病风险的持久性模式与不寻常模式，有助于考察导致疾病风险的系统性因素与偶然性因素。

本研究的应用价值主要体现在以下三个方面：①以性别为研究视角，探讨高血压风险空间（时空）变异及其潜在来源，为相关部门分人群进行高血压防控提供理论依据；②利用分层贝叶斯模型从空间或时空视角进行研究，为疾病病因探索提供了新的研究思路，对指导高血压的有效防控具有必要性和现实意义；③本研究的关注点从以往的罕见疾病转为非罕见病（高血压），丰富分层贝叶斯模型的相关研究，为高血压或其他慢性病防控与干预策略的制定提供了指导。

第二节　研究思路、基本框架与创新点

（一）研究思路

本书试图基于中国健康与营养调查（China Health and Nutrition Survey，CHNS）的数据分性别研究中国七省份的高血压患病特点及其随时间变化的趋势，并探讨其可能原因。首先，考虑到面板数据特点，对不同性别分别采用传统的混合 logistic 回归法与面板 logistic 模型从个体层面筛选影响高血压患病的可能因素;然后,分别采用标化患病比、BYM 空间模型与 SCM 空间模型从空间视角分年份研究中国七省市不同性别高血压患病的空间变异,了解不同地区高血压疾病负担的差异;其次,将贝叶斯样条分别引入 BYM 空间模型与 SCM 空间模型,构建 BYM 时空模型与 SCM 时空模型,用于揭示高血压空间分布模式随时间推移的持久性并突出不寻常的模式,为高血压病因探索提供提示性信息;再次,将区域协变量引入 BYM 空间模型与 SCM 空间模型,探究高血压时空变异潜在来源,丰富高血压病因学研究;最后,将传统的 logistic 回归与贝叶斯疾病制图的结果进行对比,比较其异同点,为制定和评价高血压卫生政策与干预措施提供依据。

(二)基本框架

本书的基本框架如图 1-1 所示。

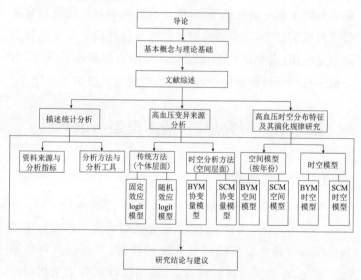

图 1-1　框架结构图

（三）创新点

当前高血压分布模式及其关联因素相关研究集中于个体层面的传统统计分析，没有考虑疾病的空间与时间背景；且分析时仅针对总体人群，忽略不同性别高血压可能存在的患病特点差异。另外，当前贝叶斯疾病制图模型相关研究主要侧重于从空间维度建模，较少同时关注时空维度的情形。因此，本研究拟基于现有的分层贝叶斯模型框架构建时空疾病制图模型，探讨高血压风险的空间变异、时空变异及其潜在来源，无论从理论还是应用角度都具有其适用性和独特性。

1.理论模型创新

当前研究主要关注空间建模，无法充分挖掘数据中的信息。在"大数据"时代背景下，具有分层结构的数据越来越普遍，多维度数据的可获得性大大增加，这给疾病时空数据分析带来了新的挑战。本研究探讨了同时存在时空维度时BYM 与 SCM 模型的构建问题，丰富贝叶斯疾病制图模型相关研究，为疾病时空数据分析提供新的研究思路。

2.研究视角创新

当前研究主要采用传统统计分析方法从个体层面分析心脑血管疾病的分布模式及其影响因素，且贝叶斯疾病制图应用研究主要关注癌症等罕见疾病。本项目从高血压等常见疾病出发，从时空分析视角探讨高血压风险变异及其潜在危险因素的效应，为高血压及其他慢性病有效防控与综合监测提供理论指导。

第三节　研究方法

（一）基于个体层面的传统方法

针对追踪调查数据时间跨度较长,截面 logistic 模型无法反映暴露因素的个体效应随时间变化的特点以及可能的遗漏变量问题,本研究拟采用微观面板随机效应 logistic 模型,从个体层面考察暴露因素的时间效应,分别挖掘影响男性与女性高血压风险的潜在来源。

（二）基于空间层面的传统方法

为简单、直观地了解疾病风险的空间(或时空)变异,传统上常用的方法是标化分析法,如标化死亡率(SMRs)、标化患病比等。考虑到高血压为慢性非传染性疾病,本研究拟采用标化患病比刻画不同性别高血压风险的空间(或时空)变异。

（三）BYM 空间与时空模型

本研究首先采用 BYM 空间模型刻画我国七省市不同性高血压患病的空间变异,了解不同地区高血压疾病负担的差异;其次,将区域水平协变量引入 BYM 空间模型,从空间上分性别探讨高血压风险空间变异的潜在来源;最后,将贝叶斯样条引入 BYM 空间模型,构建 BYM 时空模型,分性别刻画高血压风险时空分布特征及其演化规律,揭示其潜在来源。

（四）SCM 空间与时空模型

本研究首先采用 SCM 空间模型刻画我国七省市男性与

女性高血压风险的共同的与性别特有的空间变异，了解不同地区、不同人群高血压疾病负担的差异；其次，将区域水平协变量引入 SCM 空间模型，探讨造成男性与女性高血压风险区域差异的共同来源及与性别关联的来源；最后，将贝叶斯样条引入 SCM 空间模型，构建 SCM 时空模型，刻画男性与女性高血压风险共同的与性别特有的时空分布特征及其演化规律，揭示不同人群高血压风险的内在关联。

第二章 基本概念与理论基础

第一节 基本概念

（一）空间自相关

空间自相关是指一些变量在同一个分布区内的观测数据之间潜在的相互依赖性。根据 Tobler(1970)的"地理学第一定律"，任何东西与别的东西之间都是相关的，但近处的东西比远处的东西相关性更强。因此，空间相关性是普遍存在的，这也是空间分析相关模型构建的基础。

（二）时空分析常用方法

随着地理信息系统（GIS）和计算机网络的发展，地球环境、社会和健康数据监测能力不断增强，时空数据集大量生成，时空数据分析实践呈现快速增长。时空数据分析的目的就是从时空数据出发，运用各种时空分析工具，溯源其时空过程，从而发现规律和异常、分析关联和探究机理，并进行预警和预测（王劲峰，2014)[5]。目前，时空数据分析的常用方法包括时空数据可视化、时空格局和异常检测、时空回归等。

时空可视化是利用二维（或三维）坐标或计算机技术，将时空数据以图形展示出来的分析方法。时空数据可视化的最大好处是简单直观，因此其结果可作为统计分析的先导和补充，提供相关背景信息，提示时空规律（王劲峰，2014)[5]。

时空格局和异常检测是指利用时空分析技术探索事物属性的时空规律,并检测出与周围区域格局不同的异常区域,从而为相关研究提供警示性信息。在健康研究中,利用 SatScan 进行时空热点扫描,通过比较与周围时空属性值的差异发现异常值的时空热点探测是最为常用的时空格局检测技术。

时空回归模型是指通过对经典回归或空间回归模型进行延伸,从时空多维度寻找因变量与自变量的关系,包括时空面板模型、时空分层贝叶斯模型(hierarchical bayes model,HBM)、时空广义可加模型等(王劲峰,2014)[5]。

(三)分层贝叶斯模型与疾病制图

分层贝叶斯模型通过层次结构建立模型,且对参数进行估计时能够融合先验信息并考虑估计的不确定性,其通过"从相邻(空间或时间相邻)借力"的方式对样本量不足进行弥补,使其在小样本下仍能得到相对准确的估算结果。分层贝叶斯模型求解使用免费的 OpenBUGS 软件,使得模型具有易于扩展、易于执行等优点,在健康研究中受到较多关注。

基于时空回归的分层贝叶斯模型不仅可用于时空格局检测,而且可用于小区域搜索混杂或病因因素;此外,多变量空间 HBM 提供了一种灵活且有意义的空间变异建模方法,表明了多种疾病之间可能存在的未知关联(Goungounga et al.,2016)[6]。

疾病制图是指对疾病发病率、患病率、生存率或死亡率数据的空间分析、估计和呈现。疾病制图目的在于获得每个研究区域的相对风险估计值,通过风险地图与暴露地图的非正式比较可以为病因学或产生假设提供线索,为重点监测区域提供背景信息。

需要指出的是,尽管时空格局检测与疾病制图都可用于监测疾病风险的空间与时空变异,但前者主要适用于点数据而后者主要用于区域数据。

(四)贝叶斯疾病制图

贝叶斯疾病制图模型借助分层贝叶斯模型对疾病制图模型进行表达,兼具分层贝叶斯模型与疾病制图模型的优点。因此,贝叶斯疾病制图模型在小样本下仍能获得疾病风险的稳健估计,且能够将疾病风险变异的估计值以地图形式呈现出来,使公共卫生人员能够量化疾病风险的空间模式、确定高危地区和高危人群,从而指导公共卫生部门进行有效干预。

根据研究的疾病种类,贝叶斯疾病制图模型分为单疾病制图模型与多疾病(联合)制图模型。根据模型涉及的维度,贝叶斯疾病制图模型分为空间分析与时空分析。其中,BYM(Besag,York and Mollie)与共同成分模型(shared component model,SCM)分别在单疾病与多疾病制图中有着重要地位,是贝叶斯疾病制图模型较为经典的应用。

(五)标化患病比

为简单、直观地了解疾病风险的空间(或时空)变异,传统上常用的方法是标化分析法,如标化死亡率、标化患病比等。某区域某种疾病的 SPR 由该疾病在某区域的总体观测病例数与预期病例数相除得到,其基本公式如下:

$$\mathrm{SPR}_i = \frac{O_i}{E_i}$$

其中,O_i 与 E_i 分别表示某区域的患有高血压的观测病例数与预期病例数。需要指出的是,对于罕见疾病,SMRs是疾病相对风险(relative risk,RR)的 MLE(极大似然估计);而对于高血压等非罕见疾病,SPR 与比值比(odds ratio,OR)相对应。采用标化患病比分析需事先指定标准人口,且其比值形式使其具有内在的不稳定性,因此,其数值变化可能具有一定的偶然性,尤其是当预期病例数 E_i 较少时。

第二节 理论基础

(一)全局 Moran 指数

现已有多种指数可以用来衡量空间相关性,其中全局 Moran 指数(global Moran's index)是较为常用的指数之一。

衡量变量 X 的全局 Moran 指数定义如下:

$$I = \frac{n \sum_{i=1}^{n} \sum_{j=1}^{n} w_{ij}(x_i - \overline{x})(x_j - \overline{x})}{\sum_{i=1}^{n} \sum_{j=1}^{n} w_{ij} \sum_{i=1}^{n} (x_i - \overline{x})^2} \tag{2.1}$$

其中,w_{ij} 表示空间权重系数。

全局 Moran 指数用于衡量变量 X 在研究区域范围内是否具有空间聚集性,取值介于 -1(表示完全离散)到 1(表示完全聚集)之间。通常我们根据 Moran 指数的 Z 分数判断取值是否有统计意义:如果 Z 分数为正号且通过显著性检验(比如在 0.05 的显著性水平下大于 1.96),表示有正相关;若 Z 分数为负号且通过显著性检验(比如在 0.05 的显著性水平下小于 -1.96),表示有负相关。

（二）先验分布相关问题

贝叶斯疾病制图模型应当同时指定固定效应与随机效应两部分的先验分布。其中，随机效应又包括用于捕捉局部变化的空间协变量缺失影响的空间结构化随机效应 u_i 与用于捕捉全局变化的空间协变量缺失影响的非结构化异质性随机效应 v_i。

Gustafson(2006)等研究者认为，统计推断通常对固定效应先验分布的选择不敏感，且其一般可通过 MLE 识别，在实际应用中可用无信息先验假定[7-9]。相较而言，随机效应先验的指定则更为复杂，因为其可能带来贝叶斯参数不可识别性的问题，从而引起后验分布不合理，最终体现为 MCMC 收敛失败。

贝叶斯不可识别性也被称为似然不可识别，是指参数的分布与数据无关，从而无法根据样本信息对先验分布进行更新。具体而言，对于贝叶斯疾病制图模型而言，显然模型只能识别空间结构化随机效应 u_i 与非结构化效应 v_i 之和，而不能识别每一个单独的成分。对此，有研究者指出可以通过指定协变量向量不包含截距项或对空间随机效应部分施加和为 $0(\sum u_i = 0)$ 的约束等方法在一定程度上加以克服[9-11]，或者对精度参数采用紧密信息超先验的做法[12]。

对于贝叶斯不可识别性的问题，研究者看法不一。Gelfand(1999)[13]认为，对贝叶斯分析而言，识别性不是一个问题，因为给定合理的先验分布，条件后验分布一定是合理的，从而所有的参数都是可估计的；Eberly(2000)[10]则认为，贝叶斯分析通常采用模糊先验，以确保数据在后验分布中起决定作用，且这一模糊先验通常是不合理的，从而贝叶斯不可识别性仍然是一个重要的问题;Gelman(2006)[14]认为不合理先验密度可能(但不一定)导致合理的后验分布。Waller(1997)[9]认为,似然函数中无法识别的模型参数的存在不仅对再参数化和 MCMC 收敛加速,而且对收敛监测与诊断都有影响;但 Besag(1995)与 Buenconsejo(2008)[15, 16]则认为在过度参数化的空间(如有一部分参数既无法通过似然函数也无法通过先验被识别)进行采样是完全合理的,前提是这些样本只用于描述可识别参数函数的后验分布。

Macnab(2010,2014)[12, 17]对贝叶斯疾病制图的识别性问题进行了较为系统的阐述,他认为空间先验参数的弱识别性可能导致先验参数、回归系数以及潜在 RR 后验估计与推断的贝叶斯敏感性,但超先验的敏感性主要体现在后验标准差,即估计的后验风险的尾部分布。因此,我们可以认为,如果能够得到合理的后验分布且仅对可识别的参数进行统计推断是合适的。

对于随机效应而言,先验分布的假定主要是指定 u_i 与 ν_i 的先验分布及其对应的精度 τ_u 与 τ_v 的超先验分布。其中,空间集群参数 u_i 通常被假定为服从精度为 τ_u 的高斯马尔可夫随机域(Gaussian Markov random fields,GMRFs)先验,而空间异质性参数 ν_i 通常假定为精度为 τ_v 的正态先验。

GMRFs 反映了一种先验信念或预期,即相邻区域风险的相似度要比那些相隔更远的区域更高。GMRFs 是定义区域相关关系最为成功的工具,在疾病制图中运用最为普遍,其特点是很容易被集成到更复杂的模型中,且在标准的贝叶斯仿真软件中可以直接运用[18]。其中,内在条件自回归分布(intrinsic conditional autoregressive,ICAR)是疾病制图应用中最为常见的 GMRFs,其次为合理条件自回归分布

(proper conditional autoregressive，CAR-proper)。ICAR 与 CAR-proper(两者合称为 CAR 过程)通过从相邻区域"借力"的方式对每个区域的疾病发病率或死亡率等变量进行空间平滑，使得疾病风险估计更为稳健。

CAR-proper 的一般形式为：

$$f(u_i \mid u_j, j \neq i) = \left(\frac{n_i \tau_u}{2\pi}\right)^{\frac{1}{2}} \exp\left\{-\frac{n_i \tau_u}{2}(u_i - \rho \bar{u}_i)^2\right\}$$

其中，ρ 表示区域之间关系的衡量($|\rho| < 1$)，$\bar{u}_i = n_i - 1 \sum_{j \in D_i} u_j$，$D_i$ 表示与 i 相邻的所有区域，n_i 是 D_i 中相邻区域的数目；相邻是指区域 i 与 j 有共同的边界或有船(对于岛屿而言)可以连接，相邻矩阵 $w = (w_{ij})$，疾病制图研究中最为常用的相邻结构定义为：若区域 i 与 j 相邻，$w_{ij} = 1$，否则，$w_{ij} = 0$。当 $\rho = 0$ 时，表示区域之间相互独立；当 $\rho = 1$ 时，区域之间存在完全的相关关系，此时对应的分布即为 ICAR，由此看出 ICAR 是 CAR-proper 的空间平滑参数取 1 的极限形式。

ICAR 的特点是形式简单，容易拟合，为贝叶斯分层模型中的小区域估计问题提供了一套稳健、灵活的机制[19]。ICAR 的精度参数(超参数)τ_u 控制着相邻区域参数的相似性，精度越高(方差越小)，则相邻区域相似程度越高，但由于其将 ρ 限制为 1，从而无法控制区域间空间相关的程度，且其方差 τ_u^{-1} 不可逆，从而该分布是不合理的[20]。尽管如此，经典的 BYM 模型中的空间集群参数 u_i 仍然假定为 ICAR，而 Besag(1991)[21] 认为它对最终的 u_i 的后验分布基本没有影响，因为 BYM 模型中总是包含非结构化成分 ν_i。

相比 ICAR，CAR-proper 用参数 ρ 来拟合数据的空间相关性结构。参数 ρ 是观测值之间距离的函数,且随着距离增加而逆向调整并最终趋近于 0。因此,可以认为,CAR－proper 是自适应性的,它使我们能够对不同的相关性模式进行建模,解决了 ICAR 分布中最具争议的问题。然而,CAR-proper 并没有如人们所预期的那样广受欢迎,因为其相关函数的参数化形式仍然过于严格,从而无法解释某些地理模式。

CAR 先验最大的优点是易于实施,尤其在区域单元数很多时,而价格便宜的计算机与计算快速的 MCMC 算法的出现促进了它们的运用。Gelfand(2003)[22] 将单变量 CAR 结构拓展到多变量的情形(multivariate CAR,MCAR);Jin(2005)[20] 指出 MCAR 模型只是为二元设计的,而且似乎很难推广到更高的维度,即使可以推广,其一般化过程需要付出重大的计算代价,因为它在每次 MCMC 迭代时需要许多矩阵乘法、矩阵求逆等,所以即使在相对小的空间区域也可能非常耗时,并提出了一种新的灵活的广义多变量条件自回归(GMCAR),旨在减少分层空间随机效应建模的计算负担;Macnab(2007)与 Martínez(2008)[23, 24] 将连续的时间也看成相邻,从而将时间与空间结构化随机效应变异的先验均假定为 CAR 结构,丰富了疾病时空相关性结构的描述[20, 22-24]。

精度参数 τ_u 与 τ_v 分别为空间集群性与异质性参数方差对应的倒数。在贝叶斯疾病制图中,若空间结构化随机效应方差远大于非结构化随机效应的方差,则表明空间结构化变异占残差变异的主体,表明剔除固定效应的影响后,疾病风险的变异具有明显的空间集群性,反之则表明疾病风险变异在空间主要表现为异质性。精度(或方差)的大小对模型运行及估计结果可能有重要影响。如 Waller(1997)[9]认为,精度提高能够加快 MCMC 算法的运行,但精度过高可能带来似然函数和先验假定不一致的风险;Eberly(2000)[10]认为中等的空间随机效应与异质性效应精度参数值与不好的抽样起始值会导致 MCMC 收敛很慢,并建议对于所有不在可识别子集内的参数使用紧密信息先验(方差小,精度高),而对于可识别参数可使用模糊信息先验;Ashby(2006)[25]认为,对于大样本,后验密度渐近正态,其均值和方差取决于似然函数而不是先验分布;与 Ashby(2006) 的类似,Gustafson(2006)[8]认为当研究区域足够多(论文中为 79 个)从而包含了空间变异方面足够多的信息时,区域效应的统计推断对方差成分先验分布的选择较为稳健,而 Gelman(2006)[14]进一步验证了无信息先验分布对统计推断可能会产生重大影响,尤其在研究的组数较小或者组间方差接近于 0 时。

大多数研究者不是对方差 σ^2 而是直接对精度参数 τ 设定先验分布,且通常假定为合理的伽玛分布,如均值和方差分别为 a/b 与 a/b^2 的 gamma(a,b),使其条件后验分布与对应的先验分布为同一分布族的条件共轭分布[26-30]。Gelman(2006)[14]认为尽管共轭分布数学特性简洁,简化了计算,但对标准差(或方差 τ^{-1})直接设定先验分布在原始模型中更易于解释(通常假定为均匀分布),并为标准差参数构造新的条件共轭先验非中心 t 分布族[31]。而 Spiegelhalter(2002)[32]则认为,对于样本容量合理的样本,未知精度的参数化选择对复杂性衡量没有什么区别,但由于对数尺度[即对 $\log(\tau)$ 而不是 τ 进行参数化]能够更好地近似正态,是更合适的选择。Mollié(1996)[33]认为方差 τ^{-1} 的均值代表了我们对随机误差项方差的猜想,基于此,Yan(2006)[34]认为对精度参数 τ

的均值 a/b 的合理猜想是对数 SMRs 的样本方差的逆，且若我们对这一先验猜想信心不足，则可用小的 b 值来反映。

Bernardinelli(1995)等人[35] 提议，异质性参数先验标准差大致为集群参数标准差的 7/10，Waller(1997)[9]采纳了这一建议进行疾病时空发病率变异的研究，但可能由于这一假定过强的原因，其在疾病制图中应用并不广；Mollié (1996)[33] 则认为，在缺乏先验信息的情形下，假定空间非结构化与结构化随机效应的相对重要性相同是合理的，从而所有精度参数服从相同的先验分布，现已成为疾病制图研究中的普遍做法，常见的为 gamma（0.5，0.0005）与 gamma（0.001，0.001）等。

与大多数研究者不同，Gelman(2008)尝试基于实际效应倾向于落入一个有限区间内的想法设定 logistic 与其他回归模型先验分布的中心与尺度参数，但由于这一先验分布定义在中心化和尺度化的输入变量，从而取决于数据，这在小样本情形下可能会带来问题[36]。Nathoo(2013)认为 BYM 模型或其他空间随机效应模型中蕴含的高斯假定在一些运用中可能限制性过强，尤其是在数据中存在离群值时。他从基本的高斯分布出发，加入偏度与峰度调整，提出偏斜分布，可以有效捕捉尾部效应，但该模型过于复杂，存在识别性问题且拟合模型需要更大的计算量[37]。Cai(2013)对时空协变量的空间变化系数通过与区域相关的 Dirichlet 先验来非参建模，从而对研究区域内的局部变化进行灵活建模，但该模型也需要密集计算[38]。

（三）BYM 基本模型

1.模型形式

$$O_i \sim \text{bin}(n_i, p_i) \qquad (2.2)$$

$$\text{logit}(p_i) = \alpha + \text{eta}_i \qquad (2.3)$$

$$\text{eta}_i = u_i + s_i \qquad (2.4)$$

其中,u_i 和 s_i 分别称为空间非结构化与结构化随机效应,分别代表具有空间异质性或空间集群特征的不可观测协变量,而 α 为共同的风险基准水平。为便于与疾病相对风险的量级相对应,通常将相关变量表示为相对风险的形式,如 RR. $\alpha = \exp(\alpha)$,RR. $u_i = \exp(u_i)$,RR. $s_i = \exp(s_i)$。

本研究中,为便于考察相对风险总体变异中由空间结构化成分贡献的比例,构建了经验方差比指标 fraction：fraction $= \text{var}(s[i])/[\text{var}(s[i]) + \text{var}(u[i])]$。若 fraction（以下简记为 f）远大于 50%,表明空间结构化残差变异为主体,即剔除固定效应的影响后,有很明显的证据表明空间集群性存在;反之,则表明残差变异主要表现为空间异质性。

根据 Gustafson（2006）等研究者的观点[7-9],统计推断通常对固定效应先验分布的选择不敏感,其一般可通过 MLE 识别,在实际应用时可用无信息先验假定。因此,对于可通过似然函数进行识别的参数如 α,假定其为无信息先验,而 u_i 与 s_i 分别假定为高斯先验与 ICAR 先验。由于模型只能识别 u_i 与 s_i 之和 eta_i,为尽量避免贝叶斯不可识别性可能引起的后验分布不合理从而导致 MCMC 收敛失败的问题,当模型中包含截距项时,将 u_i 高斯先验的均值设定为 0,同时为了克服 ICAR 的不足,模型中总是包含非结构化成分 u_i[29]。

2.模型诊断与模型评估

贝叶斯推断借助马尔可夫链蒙特卡洛模拟(MCMC)法完成。为使结果稳定可靠且便于与 SCM 模型进行比较,结合 Geyer(1992)、Gelman(1992)、Patz(1999)等人的观点[39−41],我们选择两条相互独立的马尔可夫链。每条链均进行 50 000 次预迭代,然后继续迭代 50 000 次,并根据模型收敛性诊断结果适当调整预迭代的次数。对于精度参数,先验的条件共轭性假定产生了对应的满条件分布,因此可采用 Gibbs 抽样法;而由于随机效应均假定为标准的单变量分布,因此采用 logit 拒绝(rejection)采样法,以加快 MCMC 收敛速度。

模型收敛性采用经典的方差比值法(Brooks and Gelman,1998)[42]统计量并结合动态轨迹图与自相关图(ACF)等图形综合诊断。根据 Sinharay(2003)[43]的观点,若一个 MCMC 算法由多条链组成,动态轨迹图通常由不同链是否混合来判断收敛性,若混合则收敛,否则不收敛;而 ACF 尽管不是严格的收敛性诊断工具,但其有助于间接评估 MCMC 算法的收敛性。因为生成高度自相关参数值的 MCMC 算法需要大量迭代来遍历参数的整个样本空间。因此,若 ACF 表明参数间存在较强的自相关性,则暗示 MCMC 算法没有收敛。

经典方差比值法统计量是对 Gelman 和 Rubin(1992)[40]提出的收敛性诊断方差法的校正。Gelman 和 Rubin(1992)基本原理如下:

假定参数 θ 在目标分布 π 下具有方差 σ^2,模拟 m 条链,每条链迭代 $2n$ 次,那么对 θ 的信息了解的程度可用 $1/\sigma^2$ 来表示。若我们可以从模拟抽样结果得出 σ^2 的估计值 $\hat{V}$，那么 $\hat{V}$ 与 $\hat{\sigma}$ 之比 $R = \hat{V}/\sigma^2$ 可以用来估计从模拟结果中获取的关于 θ 的信息的比例。诊断指标 R 构造的基本过程如下：

首先，计算 B/n，用于估计 m 条链均数间的变异，公式如下：

$$\frac{B}{n} = \frac{1}{m-n} \sum_{i=1}^{m} (\bar{\theta}_i - \bar{\theta})^2 \qquad (2.5)$$

其中

$$\bar{\theta}_i = \frac{1}{n} \sum_{t=n+1}^{2n} \theta_i^t, \bar{\theta} = \frac{1}{m} \sum_{i=1}^{m} \bar{\theta}_i \qquad (2.6)$$

其次，计算反映 m 条链链内变异的平均水平 W，用于估计 σ^2，公式如下：

$$W = \frac{1}{m} \sum_{i=1}^{m} s_i^2 \qquad (2.7)$$

其中

$$s_i^2 = \frac{1}{n-1} \sum_{t=n+1}^{2n} (\theta_i^t - \bar{\theta}_i)^2 \qquad (2.8)$$

再次，计算 $\hat{V}$

$$\hat{V} = \frac{n-1}{n} W + \left(1 + \frac{1}{m}\right) \frac{B}{n} \qquad (2.9)$$

最后，计算诊断指标 R，$R = \hat{V}/\sigma^2$，但由于 σ^2 本身是未知的，因此用 W 替代，由此得到诊断指标 $\hat{R}$：

$$\hat{R} = \hat{V}/W \qquad (2.10)$$

$\hat{R}$ 被称为潜在尺度递减系数（potential scale reduction factor, PSRF）。若 $\hat{R} > 1$，说明链不收敛；若 $\hat{R} = 1$，提示链达到了静止状态。由于 $\hat{R}$ 的计算利用的是迭代结果后 50% 的数据，因此，当诊断为收敛时，说明前 n 次可作为预迭代，后面的 n 次迭代则可用于估计。

Brooks 和 Gelman(1998)基于这一思想提出了另一种简便、易于实现的方法。其基本原理为：求出每条链区间 $100(1-\alpha)\%$ 的长度，因此对于 m 条链可以求出 m 个区间长度，将其平均值记为 τ。然后用整个 m 条链的模拟值求出区间 $100(1-\alpha)\%$ 的长度，记为 L，则

诊断指标 $$\hat{R} = \frac{L}{l} \tag{2.11}$$

由于 Brooks 和 Gelman 基于多条链构建诊断指标，因此被称为多元 PSRF(multivariate PSRF，MPSRF)。相对于其他诊断工具，MPSRF 在同时监测模型所有参数方面具有优势，但当模型参数过多时，其计算速度会明显下降。

当模型收敛后，应当对 BYM 模型(含以下的 SCM 模型)等贝叶斯模型进行模型评估，以选择更适合于研究目的的模型。与非贝叶斯模型类似，贝叶斯模型的评估也要考虑模型拟合数据的程度与模型的复杂程度。这里，我们采用贝叶斯分析中最常用的离差信息准则(deviation information criterion，DIC)(Spiegelhalter，2002)[32]来评估模型。

DIC 的计算公式如下：

$$\text{DIC} = \overline{D} + pD \tag{2.12}$$

其中，$\overline{D}$ 是贝叶斯离差的后验均值，用于衡量模型的拟合效果；而 pD 是参数的有效数目，用于表示对模型复杂度的惩罚。

在模型评估中，DIC 绝对值没有实际意义，而是通过比较不同模型 DIC 的相对值来选择模型，其中 DIC 值较小且有效参数更少的模型为最优的模型。Spiegelhalter (2002)[32]认为，相较于 DIC 值最小的模型，若其差值大于 7 或者更多，则表明这些模型明显劣于所选模型；若其差值介

于 3 至 7 之间,则表明它们与所选模型差距不明显;若其差值仅为 1 或 2,则表明,这些模型与所选模型的拟合数据效果相当,此时尽量选择有效参数数目少的模型,以减少模型复杂度,提高模型运行效率。

(四)SCM 基本模型

BYM 模型假定男性与女性高血压患病风险相互独立,继而对他们分别建模研究潜在因素与高血压风险的关联性。事实上,尽管男性与女性在生理、心理等方面存在差异,但对于同一地区而言,他们处于相同的社会经济环境,因此其疾病风险与相关因素也可能存在着较强的相关性。因此,单纯以 BYM 模型研究高血压风险及其影响因素,一方面使建模过程更为烦琐,更为重要的是,无法同时考虑男性与女性之间可能存在的相关性与差异性,研究结论可能过于局限。而 SCM 能够同时对多种疾病建模,并揭示不同疾病风险变异的差异,因此,可被用于寻找多疾病可能存在的共同感染源,从而为多疾病的共同防控提供方法论基础。

SCM 模型基本形式如下:

$$O_{ji} \sim \text{bin}(n_{ji}, p_{ji}) \tag{2.13}$$

$$\text{logit}(p_{ji}) = \alpha_j + eta_{ji} \tag{2.14}$$

$$\text{eta}_{1i} = \varphi_i \delta + \nu_{1i} \tag{2.15}$$

$$\text{eta}_{2i} = \varphi_i / \delta + \beta_i + \nu_{2i} \tag{2.16}$$

$$\eta_1 = \text{var}(\varphi_i \delta) / [\text{var}(\varphi_i \delta) + \text{var}(\nu_{1i})] \tag{2.17}$$

$$\eta_2 = \text{var}(\varphi_i / \delta) / [\text{var}(\varphi_i / \delta) + \text{var}(\beta_i) + \text{var}(\nu_{2i})]$$

$$\tag{2.18}$$

其中,i 表示区域,j 表示性别(1 代表男性,2 代表女性),φ_i 为男性与女性共同的随机变异,δ 与 $1/\delta$ 表示男性或

女性 φ_i 的权重，η_i 表示男性或女性空间总体随机效应变异中由共同成分贡献的比例，ν_{ji} 表示性别特有的随机效应，而 β_i 则表示剔除协变量效应后，男性与女性高血压风险性别差异的空间变异；其余变量的含义与 BYM 模型基本相同，只是将一维拓展为二维。

需要说明的是，将 φ_i 的权重设为 δ 与 $1/\delta$ 满足了权重对数之和为 0 的条件，确保模型具有可识别性。同时，共同成分 φ_i 与性别特有成分 ν_{ji} 借鉴 BYM 模型随机效应的卷积设定，即分解为空间非结构化与结构化随机效应，即：

$$\varphi_i = \mathrm{ush}_i + \mathrm{ssh}_i \tag{2.19}$$

$$\nu_{ji} = \mathrm{bind}_{ji} + \mathrm{bspat}_{ji} \tag{2.20}$$

其中，ush、ssh 与 bind、bspat 分别表示共同成分与疾病特有成分的空间非结构化与结构化随机效应。

（五）MCMC 常见算法概述

1. MH 算法

MH（Metropolis-Hastings）算法是一类常用的构造马氏链的方法，其包括了 Metropolis 抽样、Gibbs 抽样、独立抽样及随机游走抽样等。MCMC 方法的精髓在于构造合适的马氏链。记 $\xi(t) = X_t$ 表示过程在 t 时刻处于状态 X_t，MH 抽样方法通过如下方式生成马氏链 $X_0, X_1, X_2, \cdots$：

①构造合适的建议分布 $g(\cdot | X_t)$。

②从某个分布 f 中生成 X_0。

③重复 $(a) - (d)$ 直至马氏链达到平稳状态：

a.从 $g(\cdot | X_t)$ 中生成 Y；

b.从 $U(0,1)$ 生成 U；

c.若 $U \leqslant \dfrac{f(Y)g(X_t | Y)}{f(X_t)g(Y | X_t)}$，则接受 Y，并令 $X_{t+1} = Y$，否

则 $X_{t+1} = X_t$；

　　d.增加 t，返回到 a。

　　注意：建议分布的选择要使得生成的马氏链的平稳分布为目标抽样分布 f，需要满足的正则化条件包括：不可约、正常返、非周期。通常而言，一个具有和目标分布相同支撑集的建议分布满足这些正则化条件。

　　定义 $a(X_t, Y)$ 为 MH 算法的接受概率，其中，$a(X_t, Y) = \min\left(1, \dfrac{f(Y)g(X_t|Y)}{f(X_t)g(Y|X_t)}\right)$。

　　当建议分布是对称的，即 $g(X|Y) = g(Y|X)$，从而接受概率 $a(X_t, Y) = \min\left(1, \dfrac{f(Y)}{f(X_t)}\right)$，此时 MH 算法即为 Metropolis 算法。当 $g(y|x) = q(|y-x|)$ 时，被称为随机游走 Metropolis 算法。

　　建议分布的选择是 MH 算法的关键，很大程度上决定了其构造的马尔可夫链的统计性质，若选择不合适可能导致蒙特卡洛估计量性能很差。

2. Gibbs 抽样

　　由于某些样本会被舍弃掉，MH 算法的抽样效率可能不高，由此提出了用条件分布抽样替代全概率分布抽样的思想，即 Gibbs 抽样。Gibbs 抽样是最简单、应用最广泛的 MCMC 算法，其基于满条件分布，即给出所有条件的情况下参数的分布进行迭代抽样，然后据此样本进行统计推断。与一般的 MH 算法不同的是，当状态空间多维时（$k > 1$），Gibbs 抽样不是整体更新 X_t，而是逐个更新其分量，从而更为方便、更有效率。

　　记 $X_t = (X_{t,1}, X_{t,2}, \cdots, X_{t,k})$，$X_{t,-i} = (X_{t,1}, X_{x,t}, \cdots,$

$X_{t,i-1}, X_{t,i+1}, \cdots, X_{t,2}$)分别表示在第 t 次迭代后链的状态及在第 t 次迭代后除第 i 个分量外其他分量的状态。$f(x) = f(x_1, \cdots, x_k)$ 为目标分布，$f(x_i \mid x_{-i}) = \dfrac{f(x)}{\int f(x_1, \cdots, x_k)\mathrm{d}x_i}$ 表示 X_i 对其他分量的条件密度，则使用 Gibbs 抽样更新 X_{t+1} 由以下 k 步完成：

(1)根据满条件分布 $f(x_1 \mid x_{-1}{}^{(t)})$ 更新分量 $X_{t+1,1}$。

(2)根据满条件分布 $f(x_2 \mid x_{-2}{}^{(t)})$ 更新分量 $X_{t+1,2}$。

...

(i)根据满条件分布 $f(x_i \mid x_{-i}{}^{(t)})$ 更新分量 $X_{t+1,i}$。

(k)根据满条件分布 $f(x_k \mid x_{-k}{}^{(t)})$ 更新分量 $X_{t+1,k}$。

给定初始状态 $X_0 = (X_{0,1}, X_{0,2}, \cdots, X_{0,k})$，重复以上(1)—($k$)步得到 Markov 链，直至其达到平稳状态。由此看出，Gibbs 抽样是单成分 MH 算法的特例。

MCMC 算法构造出的马氏链的统计性质，如混合性，是衡量其优越性的重要标准。一个好的马氏链应当具有快速混合，即从任意位置出发很快达到平稳分布的性质。MH 算法的混合性很大程度上取决于建议分布进而接受概率的选择，而 Gibbs 抽样通过满条件分布的形式避免了建议分布的构造，使其接受概率 $a(X_t, Y)$ 总是为 1，提高了抽样效率，但当参数空间维数过高及存在高后验相关时，其混合性较差。在实际应用中，当满条件分布为对数拟凹或其他非标准分布时，采用 Gibbs 采样器直接抽样较为困难或无法进行，常用的替代方法是拒绝抽样或切片抽样。

3.拒绝性抽样

拒绝性抽样（rejection sampling）是用于从标准单变量

分布生成变量的许多算法的基础。拒绝性抽样也被用于当无法从某些条件分布中直接抽样情形下的 Gibbs 抽样[44]。

拒绝性抽样的基本思想是,为了从 π 中直接抽样,我们寻找一个密度函数 h 及一个常数 c,要求对所有的 x 满足 $\pi(x) \leqslant ch(x)$,$h(x)$ 容易采样,且形状上接近 $\pi(x)$,其基本步骤如下:

①从某个分布 h 中生成 Z。

②从 $U[0, h(Z)]$ 生成 U。

③重复步骤①和②直至满足 $U < \pi(Z)$。

则最终 Z 的密度为:$f(x) \propto \pi(x) \vee ch(x)$。若 $\pi(x) \leqslant ch(x)$ 满足,则 f 与 π 成比例,由此从 π 中抽样得到了 i.i.d (独立同分布)样本。

然而,事实上,若没有选择充分大的 c,很难保证 ch 主导着 π,从而许多对 (Z, U) 被拒绝,导致算法效率低下。而且,若没有对 h 和 π 的尾部进行充分分析,我们无法很有把握地认为 ch 确实主导了 π。因此,拒绝性抽样经常会与其他算法结合,如适应性抽样、延迟抽样、Metropolis 抽样等,以克服拒绝次数过多带来的算法效率低下的问题。

4.切片抽样

切片抽样(slice sampling)是一种通过定义好的不变分布来构造马尔可夫转移核的方法,其基本思想是为了从密度函数与 $f(x)$ 成比例的分布中抽取变量 x,我们可以通过引入一个辅助变量 y 以及定义一个 x 与 y 的联合分布来实现,使其接受概率恒等于 1,从而提高抽样效率。

切片抽样的基本步骤如下[45]:

①定义一个马尔可夫链使其收敛到一个均匀分布。

②利用 Gibbs 抽样从两个条件分布中交替抽样:给定 x

对 y 的条件分布 $[y \in U(0, f(x))]$ 以及给定 y 对 x 的条件分布 $S = \{x : f(x) > y\}$，具体如下：

a.定义 y 以及条件分布 $\pi(u \mid x)$；

b.形成联合分布 $\pi(x, u) = \pi(x)\pi(u \mid x)$；

c.定义转移核 $P_u((x, u) \rightarrow (x, u'))$ 以及 $P_x((x, u) \rightarrow (x', u))$；

其中，u 与 x 一般都是以 Gibbs 步骤更新，且 $P_u((x, u) \rightarrow (x, u')) = \pi(u' \mid x)$，$P_x((x, u) \rightarrow (x', u)) = \pi(x' \mid u)$。实现值 $(x^1, u^1), \cdots, (x^N, u^N)$，是通过系统搜索转移核 P_x，P_u 或其他更新方式产生。

第三章   文献综述

第一节   高血压危险因素研究现状

高血压是遗传、社会、经济与环境等多因素综合作用的结果。国际上已经明确的高血压发病因素包括年龄偏大、超重或肥胖、膳食高盐、中度以上饮酒和高血压家族史等[46-49]。也有研究认为，精神紧张或工作压力过大、体力活动不足也是高血压的危险因素[47,48,50-52]，而老年生活孤独感会增加老年人患高血压的可能性[53]。

国内外学者对于吸烟、收入水平、受教育水平与睡眠持续时间等因素与高血压的联系开展了相应的研究，但尚未达成共识。

有研究者认为，吸烟可能导致收缩压和舒张压升高，从而使高血压发病风险上升[49,54]，但也有观点认为，吸烟对控制体重有帮助，戒烟后的体重增加会使糖尿病和高血压的患病风险增加[55-57]，也有研究者表示吸烟与高血压的关联没有统计学意义[46,50]。

研究者通常认为低收入水平是高血压的危险因素[58]，而 Mark S.等人（2010）对比美国与加拿大老年人自报高血压患病率与收入的关系，结果发现美国高血压患病率与家庭收入呈现明显的线性反比关系，但处于社会经济优势与弱势的加拿大老年人高血压负担却大致相当[59]。许多研究认为，受教育水平提高是高血压的保护因素[47,53]，而李军昕[60]等人(2009)则表明并不能认为文化程度的高低与高血压有统计学关联。最后,许多研究者认为睡眠时间缩短与更高的高血压风险有明显的关联[46,61],而Gottlieb等人(2006)认为睡眠时间以7~8小时为宜,睡眠时间太长或太短均可能增加患高血压的风险,尤其是睡眠时间低于6小时,患高血压的风险明显升高[62],也有研究者认为,以每晚睡眠时间7小时为界,睡眠时间的长短与高血压患病率并没有明显的关联[63]。

目前国外已有许多学者注意到高血压患病及其相关因素的性别差异,对比研究了各因素分别对男性与女性高血压发生的影响[64-69],而国内对这一现象关注不够[70-72],且现有研究通常是将性别作为自变量引入模型[47,50],或停留在利用统计检验(如χ^2检验)验证男性与女性高血压患病及其相关因素是否不同的分析阶段[73,74]。国内外研究表明,遗传因素、超重或肥胖、膳食高盐、吸烟、饮酒与睡眠时间等因素对高血压的影响均可能存在性别差异[63-70]。同时,从问题的研究方法来看,以上研究大多采用logistic回归、Meta分析、Cox比例风险回归等传统方法[46,47,75],而没有利用样本的空间信息,使其研究具有一定局限性。事实上,高血压发病机制较为复杂,而地域蕴藏着诸如生活方式、经济水平与社会环境等多方面的丰富信息,充分挖掘这些信息有助于进一步揭示高血压发生的危险因素,从而为其预防与控制提供科学依据。

第二节 疾病制图的常用方法

疾病制图(disease mapping)主要目的在于将疾病危险

的空间变异或时空变异在地图上呈现出来[76]，使人们获得直观、感性的认识，为进一步病因学研究或其他研究提供线索。

传统的疾病地图如标点地图、等值区域图（choropleth mapping）[77]等通常基于行政边界，如人口普查和选举病区（electoral wards）在空间上离散地绘制估计的粗率，而研究者普遍认为，疾病相对风险以空间连续的方式度量更为合适[78]；同时，为避免粗率估计不稳定，传统上对于某些没有病例的小区域通常直接进行数据加总，这可能掩盖疾病的真实情况；另外，许多传统地图容易受到各小区域形状与规模不均匀的影响，从而带来视觉偏倚等问题[79]。

近年来，利用空间统计方法绘制疾病地图逐渐成为研究热点之一，其中以地统计和贝叶斯统计为基础的方法占据了研究的主体。这些方法的基本思想是利用"内插"或"平滑"等方法对粗率估计进行处理，以形成易于解释的空间上连续平滑的疾病地图。接下来本研究旨在对疾病制图常用方法及其应用进行简要梳理，为相关研究提供参考。

（一）"内插"制图法

目前应用较为广泛的"内插"制图法大多基于地统计的基本原理，如距离反比加权、克里格插值、序列指示模拟等。

1.距离反比加权（inverse distance-weighted，IDW）

IDW 的原则是给予距离近的点的权重大于距离远的点的权重，权重函数是影响绘图结果的关键因素，常用的为距离倒数或距离倒数平方。陆应昶[80]利用 IDW 内插建立江苏省高血压病及其相关区域危险因素的空间分布图，结果发现江苏省 35 岁以上高血压病的分布具有一定的地域性，且与小区域整体的吸烟比率、经济发展水平、受教育程度等变量有一定关联性[80]。

IDW内插法的优点是简便易行,但其对权重函数的选择十分敏感,且受非均匀分布数据影响大。另外,IDW假设不同空间位置的病例之间相互独立,且具有相同的概率分布。事实上,不同空间位置的病例之间通常会相互作用,从而存在着空间相关性。因此,在实际应用中,通常会预先对数据的过离散特征进行处理,然后再利用IDW内插法绘制疾病地图,如张志杰[81]利用贝叶斯泊松伽玛混合模型估计中国贵池血吸虫病相对风险(RR),对过离散形成的虚假衰减变化进行平滑估计,克服了IDW容易受非均匀分布数据影响的不足,然后基于获得的贝叶斯RR估计值进行IDW内插,形成了易于解释的连续平滑的疾病地图。

2.克里格插值(Kriging interpolation)

克里格插值也称为空间局部估计或空间局部插值,其最大优点是能够充分利用变量在空间上的自相关特征[82],是地统计中最为经典的研究方法。该方法建立在变异函数理论基础上,在估计某个待估样本点的数值时不仅考虑落在该样本点的数据,还考虑到邻近样本点的数据以及各邻近样本点与待估样本点的空间相关性与空间异质性,已成为疾病制图的常用方法之一[79,82-85]。

克里格插值可以理解为广义最小二乘估计,不同的是,它最大限度地利用了样本的空间信息,因此其估计量也满足最佳、线性、无偏的优良性质。它是一种参数估计方法,因此能够对区域计数数据进行解释,如半方差函数的"变程"使得人们能够推断给定时间内某种疾病的传播范围。另外,该方法除了能够给出疾病患病率等变量预测值的平滑曲面,还能够生成预测值的方差图[85]，直观地显示估计的不确定性。但该方法在变异函数估计过程中假定数据同质，这在基于变化的样本容量的情形中不成立。为此，Olaf Berke(2005)[79]提出在应用克里格法之前将经验贝叶斯作为方差稳定变换的方法估计区域风险。另外，该方法还假定空间变量满足二阶平稳性。事实上，疾病变量的空间变异不一定符合这个要求，但 Gotway(2003)[86]已经证明该方法对于非平稳变量的估计效果也很好。

3.序列指示模拟

克里格插值法是空间插值中最常用的方法之一，其输出结果对于认识疾病及其地理环境因素的空间分布特征很有用，但该方法只能获得唯一的"最优"估计，且极值点都被平滑掉了，可能产生过度平滑问题。为此，Armstrong[87]提出将克里格与蒙特卡罗模拟相结合对空间变量进行插值的方法，即序列指示模拟(sequential indicator simulation，SIS)。SIS 是一种非参数模拟方法，它对变量的分布未做任何假定。理论上，对于每个未被抽样的地点，SIS 估计值合并了邻域内可用的所有数据，包括原始数据和所有之前模拟的数值。但在实际应用中，为了简化计算通常仅用邻近的若干个点计算新的模拟值。

SIS 的目的是要在研究区域生成许多等概率的实现，从而可以有效地反映异质性造成的不确定性。SIS 被频繁用于描述地下水和土壤中污染物分布的空间格局，描述污染物对人类健康的概率风险[88]。

（二）"平滑"制图法

1.核估计与等密度投影

核估计（kernel density estimation，KDE）通过从邻近小区域"借力"的方式对变量修匀，从而避免了小区域数据的不稳定性。因此，核估计法能够真实地反映疾病的地理分布，为病因探讨提供重要的线索[89]。

KDE 的主要内容是选择核函数类型与确定最优带宽。常用的核函数类型为均匀核（uniform）、高斯核（Gaussian）、Epanechnikov核。实际中常用的带宽选择方法为"拇指法则"（rule of thumb）、内插法（plug-in methods）、交叉验证法（cross validation，CV）。其中，Gaussian 与 CV 分别为最常用的核函数与带宽选择方法。通常而言，给定带宽时，核函数类型的不同并不会影响 KDE 的结果，而带宽的选择则较为关键[82,85]。

通过选择高斯核函数与正态最优化带宽，等密度投影（density equalizing map projections，DEMP）在对基础人口密度异质性调整的基础上对疾病发病率等变量进行平滑，其最终结果基于地理数据（如人口规模）而不是基于行政边界的地图，从而可以作为协变量进行后续的回归分析。DEMP能够消除人口密度异质性带来的混杂效应，避免了人为强加的与病因无关的地理边界造成的虚假影响，并且提供了风险的连续测量从而避免因小区域病例过少导致计算出的发病率不稳定的问题。另外，基于 DEMP 地图进行的空间分析仅需利用简单灵活的非参数 Kolmogorov 检验，而不用依赖参数的方法评估是否存在空间格局，从而能够更为灵活地分析传染源[90]。有研究者分别依据传统的行政地图与 DEMP

显示旧金山隐孢子虫病例的空间分布,结果发现传统的行政地图表现出明显的病例聚集性,而 DEMP 地图由于考虑到艾滋病与隐孢子虫病的相关性对艾滋病人群分布的异质性进行了调整,从而病例呈现等密度分布[90]。

2.空间移动平均

空间移动平均目的在于对数据进行空间平滑,将其转换成空间上连续的形式,即计算出变量的空间移动平均比率(spatially moving average rate, SMAR),其在疾病分布的探索性空间分析中很受偏好。空间移动平均法通常采用标化死亡率,如根据普查边界确定的死亡率来绘制(mapping)健康数据。与标化死亡率不同的是,通过空间平滑,SMAR 不仅去除了个体观测值偏差的影响,还消除了特定地点的空间依赖效应,因此,借助该方法绘制的疾病地图对于观察地区的健康状态与提出疾病的病因假说很有用[91]。

空间移动平均通常与地理信息系统(GIS)结合,可用于消除记录不准确或病例定位错误带来的随机噪音。用于空间流行病学分析的健康与环境数据集通常有多种来源,且不同数据集之间的数据尺度可能不同,因此通常需要对不同数据尺度的数据集进行转换,GIS 提供了解决此类问题的一种途径。但 Mohammad Ali[92]认为旨在探讨健康与环境的关系、调查疾病空间变异性等研究的方法学过于复杂,阻碍了GIS 在卫生部门的运用。他认为光栅地理信息系统(raster GIS)是一个可用于空间参照数据简单而实用的工具,能够有效管理和整合多样化数据集,包括卫星图像数据,还可用于创建健康数据的平滑地图。为此,他利用 SMAR 与 raster GIS 对孟加拉国霍乱流行区霍乱发病率[93]与环境危险因素[94]的空间分布特征进行了研究,结果发现当研究环境引起的疾病时,该方法能够降低个体效应的影响,且相较于使用行政边界的方法,创建一个空间平滑的疾病地图更为合理,因为疾病的致病过程通常不与地缘边界相关联。

3.多项式趋势面模型

趋势面模型是指将疾病发病率等变量的空间变异分解为"趋势值"和"剩余值"两部分。其中,"趋势值"用于描述研究区域的系统变异,即可能由环境或人群变化引起的变异,而"剩余值"则用于刻画研究区域内的局部变化。通常采用回归分析的方法拟合趋势面,回归方程的类型很多,但最简单且常用的是多项式回归方程,因此又称为多项式趋势面模型(trend polynomial surfaces model,TPSM)。

趋势面模型阶次的确定是 TPSM 的关键问题。李德云等人[95]认为模型阶次的选择取决于趋势面模型检验结果、拟合优度和标准误差的大小等,这也是诸多研究中的常用方法。而薛付忠等(2004)[96]则认为这是一个复杂的问题,许多方法如直接判定法、拟合优度判定法、剩余均方判定法等都存在一定的优越性和局限性,且它们的结论有时不一致。他认为,应当在遵循地理流行病学原理的前提下,根据疾病空间分布特点,将多种方法综合应用来确定模型的阶次。

TPSM 最初主要用于构建二维曲面,预测变量的空间趋势。薛付忠等[97]在二维自回归趋势面模型的基础上加入时间变量,构造三维自回归趋势面模型,不仅可分析肾综合征出血热的空间趋势,而且可预测其空间趋势的时间变化特征。因此,三维趋势面模型是分析预测疾病及其相关因素数据的大范围特征的有用工具,但不能用于小范围的细节分析和预测。

TPSM 通常与 GIS 相结合来构造等值线图和二维(或三

维)曲面图,最早被用于分析生态数据[98],现如今已成为疾病空间分析的主要工具之一[95,97,99−104]。另外,王琳娜等[105]还尝试将二阶趋势面模型应用于山西省综合医疗服务水平的综合评价。

需要注意的是,由于许多因素的影响,如随机噪声、样本选择偏倚、混杂偏倚等,趋势面分析的结果与疾病空间分布的真实情况往往存在差异,有时甚至会严重歪曲疾病空间分布的真实面目[103]。薛付忠等人研究了边缘效应、调查点不足与共线性等偏倚对趋势面分析结果的影响及相应的控制方法[103,106,107]。

4.贝叶斯平滑

与核估计类似,贝叶斯方法也能够从邻域"借力",且其在保持地理分辨率的同时又能够获得稳健估计,从而成为近年来疾病制图最常用的方法之一。贝叶斯方法在考虑变量的空间自相关性基础上将全局或局部的风险估计作为先验信息,局部估计向全局或邻域的平均水平平滑,由此获得患病率等变量的稳健估计,避免了小群体或小样本区域极端值的出现[108]。

贝叶斯平滑主要包括经验贝叶斯(EB)与分层贝叶斯(HB)两大类。EB方法在给定数据情形下首先假定模型参数已知由此获得感兴趣的参数的后验分布,然后据此估计参数。EB在疾病制图中较为常用[76,79,109−111],但它存在以下问题:①采用迭代估计,收敛速度可能很慢;②估计后验方差时没有考虑到因模型参数估计造成的额外变异,从而无法衡量参数估计的不确定性[112]。

HB对EB进行了改进,其利用后验均值估计参数,后验方差衡量估计的误差,克服了EB无法衡量参数估计不确定性的局限。参数先验分布的选择有很多,如泊松分布、伽玛分布、泊松—伽玛混合分布等,且通常采用马尔可夫链蒙特卡罗模拟(MCMC)的方法估计参数。HB方法容易理解,因此在近年来的应用逐渐增多[19, 81, 84, 112-118]。但该方法通常会涉及高维积分,计算量大。另外,在标准的 HB 分析中,若事先缺乏任何主观先验信息,可能会使用不恰当的无先验信息分布,从而导致不合理的后验分布。

事实上,疾病之间可能有共同的病因,因此通常需要制作疾病的联合地图,以初步验证假设是否成立,贝叶斯共同成分模型[119]提供了很好的方法,其结果不仅直观展示了多疾病共同的相对风险还可以展示每一种疾病特有的相对风险,成为病因探索性分析的有用工具[120],为多疾病联合干预策略的制定提供指导。

(三)小结

疾病制图主要目的在于说明疾病风险的空间或时空变化,为进一步调查提供线索。传统上通常基于估计的粗率进行作图,这在许多情形下不太可靠。因为粗率估计通常是基于小样本,因而标准误差和变异系数都比较大,这在罕见疾病中成为一个尤其明显的问题。因此,通常会使用"内插"或"平滑"技术去除多余的噪声或离群值,从而获得粗率的稳健估计。

许多"内插和平滑"作图方法,如 IDW、TPSM 等仍然存在着一些缺陷,如基于独立性假设,不能给出估计值的方差,且容易产生过度平滑问题。空间移动平均法能够消除个体效应与变量的空间自相关性的影响,但无法给出估计值的方差。克里格插值的最大优点是能够充分利用变量的空间自相关特征且能够给出估计值的方差,但只能获得唯一的"最优"估计。近年来贝叶斯"平滑"方法取得了重大发展,如 HB 法不仅考虑了变量的空间自相关性,还能够给出估计值的方差,而贝叶斯共同成分模型可用于多疾病的联合制图,成为探讨多疾病共同病因的重要方法。HB 法最为突出的特点是,模型较为灵活,便于进行拓展,且其即使在小样本或罕见疾病情形下仍然能够获得疾病风险的稳健估计。

事实上,疾病制图的许多方法各有优劣,在实际应用中通常需要结合使用,如贝叶斯与地统计法相结合用于复杂数据情形下的疾病制图[121, 122]。随着流行病学、医学地理学等相关研究者对某些疾病地理分布的兴趣越来越大,以及计算机技术的进步,疾病制图方法将会不断完善。

第三节　贝叶斯疾病制图研究进展

以标化死亡率(standardized mortality rates,SMRs)或统计显著性水平表示疾病风险是传统疾病制图较为常见的做法。SMRs 是基于泊松推断得到的极大似然估计,具有无偏性等优良性质,但其以大样本为前提,当考察小区域罕见疾病时精度较差,无法产生有用的流行病学解释[3]。同时,仅以统计显著性水平表示区域疾病风险的做法完全忽视了对应效应的大小,导致人口规模不同而 SMRs 相同的两个区域在地图上的表现完全不同,其最极端的区域可能仅仅是那些人口最多的区域[4]。总之,传统的疾病地图容易受到各小区域形状与规模不均匀的影响,从而带来视觉偏倚等问题[5],且缺乏统一的表示方式,使得不同地图集之间的疾病风险不具有可比性。

　　针对 SMRs 及显著性表示法容易带来误导性结果及无法比较等问题,研究者对传统的疾病地图加以改进,以更客观、真实地反映各区域疾病的真实风险。近年来,利用空间统计方法绘制疾病地图逐渐成为研究热点之一,其中以贝叶斯统计为基础的方法占据了研究的主体。这些方法的核心是对粗率估计进行"平滑"处理,以形成易于解释的疾病地图。本书旨在比较疾病制图中常用的经验贝叶斯与全贝叶斯方法并对贝叶斯疾病制图的研究进展进行梳理,为相关研究提供参考。

(一)疾病制图的贝叶斯方法

　　近年来,分层贝叶斯模型(hierarchical Bayes,HB)以其灵活性、容易拓展等优点成为疾病制图的最常用方法。Andrew Gelman 认为,HB 模型通过从数据而不是主体信息估计先验分布的参数,使推断更为"客观"且其在应用中更为灵活[123],从而成为现代贝叶斯统计的核心。

　　HB 的灵活性主要体现在其能够根据先验信息与当前数据的相似程度,灵活地调整"借用"的比例或权重,从而得到对参数更为准确的估计,当借用的先验信息合理时可以使试验所需样本量减小。但要注意其应用前提应满足,若样本量过小会借用过多的先验信息而掩盖了现有数据[124]。

　　经验贝叶斯(EB)与全贝叶斯(FB)是 HB 模型相对风险估计的主要方法。EB 法将某些辅助参数设定为与其点估计相等且已知的贝叶斯过程[125],主要包括基于最大似然估计的经验贝叶斯法(ML-EB)和基于约束最大似然估计的经验贝叶斯法(REML-EB)以及基于惩罚拟似然(Penalized-Quasi Likelihood,PQL)的经验贝叶斯法等。ML 在大样本下才有效,且 ML 与 REML 主要基于 EM 算法、Fisher 得分等迭代技术得到方差与协方差,收敛速度可能很慢,使其应用受阻,且它们的后验方差与置信区间均未考虑其替代方差成分的不确定性[126]。PQL 是一种基于拉普拉斯的积分近似方法,以避免 ML 与 REML 等全似然分析中常见的棘手的数值积分问题,能够用于存在空间相关的数据,且其避免了迭代过程,实现起来简单直观,成为近年来应用最为广泛的 EB 估计方法,但其同样忽略了由于方差不确定性带来的估计结果的不确定性[127]。

FB 法对所有未知参数都设定先验分布,参数推断时考虑了所有其他参数的不确定性,使我们能够彻底探究模型任何参数后验分布的性质并充分评估风险预测相关的不确定性[128]。FB 的推断都是基于参数的联合后验分布进行,导致其在高维的复杂情形下难以实现,因此其在早期应用较少。随着计算机技术的发展尤其是能够拟合复杂模型执行 MCMC 算法的 Winbugs 或 R 等免费软件的普及,FB 广受欢迎[129]。MCMC 避免了计算一个具有高维积分形式的完全联合后验概率分布的麻烦,而代之以计算每个估计参数的单变量条件概率分布,克服了其之前在非常高维的复杂情形下无法建模的局限性。而且,通过将先验信息与 MCMC 抽样技术相结合,FB 法有效地缓解了数据缺失和测量误差的问题,从而避免相对风险的低估或高估等问题[7]。

HB 框架内的 FB 最大限度地发挥了其灵活性,能够对拟合值向空间局部均值平滑,且对那些不稳定的估计(来自于人口较少的地区)平滑更多[130]。Malay Ghosh(1998)比较了基于 MCMC 的 FB 与常规的 logistic 模型的估计结果发现,FB 估计具有自适应性,即样本容量大时,FB 收缩

(shrinkage)更小,使估计更接近真实值,而当样本容量小时,FB 估计与 logistic 估计结果类似[109]。

　　EB 法在早期疾病制图中运用较多[76, 79, 110, 111, 131, 132],但其存在的主要问题是无法衡量参数估计的不确定性。FB 克服了 EB 无法衡量参数估计不确定性的局限,且比 EB 更为灵活,在近年来的应用逐渐增多[19, 81,84,112−115, 117, 118, 133]。FB 的不足是当样本量很小时,参数对于方差成分先验分布的选取可能很敏感。若事先缺乏任何主观先验信息,可能会使用不恰当的无先验信息分布,可能导致不合理的后验分布[134, 135],从而带来 MCMC 抽样问题。因此,在参数估计之后通常需要进行敏感性分析,以确保估计结果的稳定性与可靠性。常用的先验分布为高斯分布、均匀分布、伽玛分布等。近来也有研究者认为,当研究区域或研究的组数较少时,非中心 t 分布或半柯西分布(Half-Cauchy)可能是更好的选择[37, 123]。

　　Bernardinelli 和 Montomoli(1992)[136] 比较了 EB 和 FB 这两种方法,认为 MCMC 为 FB 的空间和时间同时建模提供了舞台,且 FB 法提供了更大的灵活性与便利性[137]。闵素芹等[125]从估计和数据规模的角度比较了 EB 与 FB,认为当第二层单位的数量(J)很小,尤其是数据不平衡时,FB 优于 EB;而当 J 很大或虽然 J 较小但数据平衡性较好时,EB 是个不错的选择。简言之,当样本量较大时,EB 是有效的。

(二)贝叶斯疾病制图

　　贝叶斯疾病制图是将贝叶斯方法运用于疾病制图模型,充分利用贝叶斯方法能够获得估计的稳健性,避免了小群体或小样本区域极端值的出现,从而能够获得真实客观的疾病风险估计。截至目前,国外有许多研究者在贝叶斯疾病制图方面做了大量的研究,取得较为丰富的研究成果[24, 138-142],但其在国内并没有引起研究者的足够重视[143, 144]。

根据研究涉及的疾病种类,贝叶斯疾病制图方法可分为单疾病制图(简称疾病制图)与多疾病制图(简称联合制图)。根据模型是否包含时间维度的信息,贝叶斯疾病制图又可分为空间疾病制图(通常简称疾病制图)与时空疾病制图。

1.贝叶斯单疾病制图

贝叶斯法在疾病地图平滑方面有广泛应用,它们在保持地理分辨率的同时消除了低人口密度地区估计的不稳定性[9],在小区域罕见疾病或非罕见疾病风险估计方面得到了非常广泛的应用。贝叶斯疾病制图的重要创新是把空间维度带入小区域风险建模与推断,有利于相邻地理区域内的数据集中与"借力"[12]。Deborah Ashby 综述了贝叶斯法在疾病制图中的应用,认为贝叶斯模型在空间疾病的平滑、异质性和集群性建模以及解释时间与空间趋势等方面具有强大的灵活性[145]。

贝叶斯法的主要特点是考虑了不确定性,其统计推断是基于参数的后验分布进行。贝叶斯法在考虑变量的空间自相关性基础上将全局或局部(相邻)的风险作为先验信息,局部估计向全局(空间非结构化异质性占主体时)或邻域的平均水平(空间结构化异质性占主体时)平滑[108],由此获得患病率等变量的稳健估计,避免了小样本极端值的出现。

1983 年,Riggan 等[146]采用两阶段(模型估计—模型检验)经验贝叶斯估计法(empirical Bayes, EB),通过去除某些县因数目很小的死亡数而引起的变异使死亡率稳定化,成为贝叶斯疾病制图的最早尝试。随后,David Clayton、

Manton、Kenneth 对其基本原理及应用细节等方面进一步完善[147,148]，Muir(1989)则对癌症发病率或死亡率制图的主要方法及其基本原理做了系统阐述[149]。进入 20 世纪 90 年代后,贝叶斯疾病制图的理论日趋成熟,应用领域也由癌症拓展至心脏病、自杀行为、人畜共患疾病、医疗服务的提供等方面[76,79,110]。这方面尤其有效的是分层贝叶斯(hierarchical Bayes,HB)模型,它们尤其适合于通过模型将局部区域建立系统关联[130]。

在贝叶斯疾病制图中,参数(尤其是空间集群参数)先验分布的选择较为关键,其中,条件自回归(conditional autoregressive regression,CAR)是最为常用的先验之一。

需要指出的是,贝叶斯疾病制图方法每次仅针对一种疾病(或其他变量)进行分析(也称为单独分析),若研究涉及多种疾病,只能依次进行孤立的分析。事实上,许多风险因素或健康状况等变量可能存在着相似的地理格局,从而不同疾病之间可能有共同的危险因素,若能够找出这些因素,对于疾病的共同预防与干预具有重要的意义。

2.贝叶斯联合制图

单疾病制图方法存在的普遍问题是,若疾病之间具有相关性,从而存在共同或交叉的成分(风险因子),即某些症状可能来源于同一种疾病,且受同一病原体感染,则这种孤立的分析无法全面描述疾病的流行病学特征[30]。为此,DeSouza 等人(1992)[150]采用 EB 法对两种疾病的区域计数数据进行分析,成为联合疾病制图的最早探索。2000 年之后,人们对联合制图的研究兴趣增加,研究方法也日益丰富[119,151-154]。

联合制图法是对同一空间位置可能具有相同病因的几

种疾病进行联合统计建模,突出疾病风险共同的与不同的地理格局。相比单疾病制图方法,联合分析法的优势体现在:①能够从其他相关疾病或不同时期"借用"信息,克服了罕见疾病数据稀疏的问题[152],使估计结果更为精确可靠;②在统一的框架内对高度相关的因变量(如发烧与腹泻)进行建模,模型形式更为灵活,提高了参数估计的效率[30];③传统的回归方程中每种疾病的协变量对应的回归系数必须一致,而联合模型能够针对每个因变量估计协变量系数[30],使估计结果更具针对性。总体而言,联合制图法主要分为两类,即贝叶斯法与非贝叶斯法,其中前者为主体。

在联合制图的贝叶斯法中,研究者最初主要运用 EB 法,如 Desouza(1991)、DeSouza(1992)、Berke(2001)[76, 132, 150],其不足是忽略了不同区域相对风险可能存在的空间相关性,且无法衡量参数估计的不确定性。

随着计算机技术的进步及 MCMC 法的推广应用,全贝叶斯法(Fully Bayes, FB)在贝叶斯联合制图中也得到了越来越多的运用。其中,Bernardinelli 等人(1997)[155]将传统的生态回归概念引入贝叶斯分层模型,即将第二种疾病的发病率作为协变量引入模型以考察多种疾病之间的相关性,成为运用 FB 进行贝叶斯联合制图的最早探索。

与单疾病情形类似,多疾病框架下参数先验分布的选择也是一个重要课题,多疾病框架下常见的参数先验为多变量条件自回归先验(multivariate conditional autoregressive regression,MCAR),即寻求多变量的联合条件自回归(CAR)先验,如 Kim(2001)探讨了两种疾病情形下的二元条件自回归模型(twofold conditional autoregressive Model),并引入了空间随机效应与空间相关指数[156],Gelfand 和

Vounatsou（2003）进一步将疾病类型拓展为四种,给出了四维情形下的建模方法[152]。与许多研究者不同的是,Jin（2005）不是直接将单疾病情形下的 CAR 扩展为多变量的 CAR(MCAR),而是通过更为简单的条件和边缘模型的设定直接指定多元马尔可夫随机域（Markov random field,MRF)的联合分布,显著降低了分层空间随机效应建模的计算负担[153]。Paula Moragaa（2012）分别探讨了单疾病与具有空间相关和疾病相关的多疾病情形下 CAR 成分与高斯成分混合（Gaussian component mixed,GCM)模型的表现,结果表明 GCM 和 CAR 模型的性能在许多情况下是相当的,且在某些协方差结构下 GCM 优于 CAR。因此,他认为,CAR 显然不是唯一的也不一定是最优的模型,GCM 可作为其很好的替代选择[19]。

3.贝叶斯时空疾病制图

贝叶斯疾病制图模型最初仅包含空间信息,从而只能用于展示疾病风险的空间变异。随着贝叶斯模型复杂性的提高以及用于执行贝叶斯模型的 Winbugs 等免费软件的普及,贝叶斯疾病制图也从单纯的空间分析进一步发展为同时包含空间与时间信息的时空疾病制图。

时空分析主要从视觉上描述区域（发病或死亡）率的空间分布及其随时间推移发生的变化[138],最初是由时间序列分析的移动平均方法拓展而来,即在传统的时间序列分析中加入空间维度。与纯空间分析类似,时空分析也假定相邻区域疾病发病率相近,同时,它还假定相邻区域发病率随时间变化的趋势也相似,旨在更好地从粗 SMRs 地图的随机变异中分离出系统变异,识别疾病风险的时间趋势,生成平滑地图,为疾病病因假说的生成及风险人群的确定等提供重要信息[140]。

时空分析优于纯粹的空间分析的地方是,它使我们能够同时研究空间模式随时间推移的持久性并突出不寻常的模式。持久性的分析指向时间上稳定的风险因素、环境或经济效应(社会或文化等因素在短期内一般不会发生系统性变化),有助于空间模式的解释,而不寻常模式的研究有助于人们研究疾病在特定时期的影响因素,有助于获得对疾病病因的全面、深入的认识[157]。通过识别持续的或随时间推移系统性演变的疾病风险的空间格局,时空分析为疾病风险的真实变异提供了比单一的横截面分析更有说服力的证据[158]。

20 世纪 90 年代以来,尤其是进入 2000 年之后,许多研究者对空间模型进行了拓展,即加入时间维度,探讨了时空模型在疾病制图中的应用。其中,Bernardinelli 和 Clayton 等人于 1995 年基于贝叶斯模型的框架分析了 1936 年至 1971 年期间出生在撒丁岛的 18 岁新兵军事体检观察到的胰岛素依赖型糖尿病累积患病率[159],模型首次加入了时间趋势,并将其作为随机效应建模,成为疾病制图模型在时空上的最早拓展。

随后,Waller、Carlin、Knorr-Held、Assunção、Xia、Pickle、Sun、Macnab、Dean、Ugarte 等人就时间维度引入的方式、是否引入时空交互项等建模形式对现有的空间疾病制图模型进行了探讨[7, 9, 23, 24, 128, 138−141, 157, 160−166]。其中,Bernardinelli(1995)、Waller(1997)、Knorr-Held(1998、2000)、Sun(2000)、Assunção(2001)、Ugarte(2009)等[128, 141, 142, 159, 163, 164]采用参数的方法估计空间或时间随机效应。他们的研究要么假定主效应为线性,要么假定数据在空间或时间上具有平稳性,要么假定空间与时间主效应具有

可加性,要么没有考虑时空交互效应,对模型可能施加了太强的约束,这可能带来模型误设等问题,使估计结果发生严重偏误。为此,Pickle(2000)与 Macnab(2001、2002、2007)等[24,138-140]采用了立方样条与 B 样条对时间效应采用非参数的估计方法。通过样条对随机效应建模的优势是更为灵活,无须施加时间趋势的线性性与平稳性等假定,且通常能够得到合理的估计结果,是近年来的研究热点之一。

以上研究的共同点是,研究者主要考虑截距项或残差随机效应在空间和时间上的变化,而假定协变量对反应变量的效应在区域和时间上是恒定的,这一假定在许多应用中可能不合适,如贫困率对低出生体重的效应可能随着区域和时间点的变化而变化[165]。为此,Cai(2013)提出贝叶斯半参数时空模型,考虑了协变量的区域效应与时间效应,并将其系数分解为固定的、空间变化的和时间变化的系数三个部分,然后对空间变化系数采用按区域的 Dirichlet 先验进行非参建模,而时变系数通过动态模型建模[165]。

最后,Richardson(2006)、Macnab(2007)与 Tzala(2007)[157,166,167]尝试将联合分析与时空分析相结合,用于多种疾病的时空分析,即联合时空分析。联合时空分析将联合分析与时空分析的优点结合了起来,即通过多疾病分析同时发现疾病风险相似的地理或时间趋势,进一步加强反映潜在共同风险因素的共同影响源的证据,这对于疾病病因不明或罕见疾病尤其有用;而通过从其他疾病以及相邻区域或相邻时间点“借力”(borrow strength),潜在疾病风险估计的精度得到了提高[167],从而为疾病时空监测与健康政策的制定提供了更为可靠的信息。

（三）展望

通过对贝叶斯疾病制图相关文献进行梳理可以发现，分层贝叶斯模型（尤其是基于全贝叶斯分析的模型）以其灵活性、估计的稳健性等优良特性在疾病制图中的应用越来越广泛。另外，考虑到模型复杂性等原因，贝叶斯疾病制图研究目前仍然以研究一种疾病的空间变异为主，但时空分析与多种疾病的联合分析也逐渐引起了关注。

随着时空分析或联合分析的出现以及计算机程序的快速发展，疾病制图模型将会越来越复杂，基于全贝叶斯分析的分层贝叶斯模型将能够更好地适应这一变化。因此，将贝叶斯方法与疾病制图相结合，并发展贝叶斯模型在疾病制图中的应用，将能够更好地揭示出疾病风险在空间上的真实变异及其变化趋势，为疾病病因探讨提供更为丰富的信息。

第四节　BYM 研究现状

（一）BYM 空间分析

1987 年，Clayton 等人基于 EB 推导出 SMRs 的平滑估计量，该估计量代表 SMRs、总体平均相对（发病或死亡等）率以及相邻区域相对率的局部平均的加权，SMRs 的平滑程度取决于每个区域 SMRs 的可靠性以及不同区域相对率的总体离散程度，并将其运用于苏格兰唇癌风险的研究，成为贝叶斯平滑的典型案例[147]。Clayton 等人的方法是根据不可观测的风险因素是否具有空间结构来决定其向局部或全局平滑的程度，而这事先通常是未知的，因为疾病制图的主要目的之一即为通过疾病的地理变异识别出不可观测风险因素[168]，而且其基于 EB 的方法估计相对风险，没有考虑估计的不确定性。

　　为此，1991 年，Besag，York 和 Mollie 等人[21]对 Clayton 等人的模型进行了一般化的拓展，将空间结构化与非结构化异质性都放入模型中，随后 Mollie（1996）将其称为卷积模型（convolution model）[33]，是小区域或罕见疾病发病率或死亡率调查中平滑相对风险和地理分布最为常用的方法[162]。后来，许多研究者为了纪念 Besag，York 和 Mollie 等人的贡献，将他们名字的首字母组合，从而将卷积模型也称为 BYM 模型。

　　BYM（卷积）模型形式简单，且其基于 FB 法对 SMRs 进行平滑，充分利用了 FB 的灵活性与便利性等特点，从而成为贝叶斯单疾病制图的经典模型，得到了广泛应用，如用于分析时空变异、存在缺失值及协变量存在误差等情形[23, 142, 169, 170]。BYM 模型中空间结构化随机效应 u_i 表示若可观测则会呈现明显的空间结构，从而一对相邻区域的值通常会比任意两个区域的值有更为相似的结构化变量，而非结构化异质性随机效应 ν_i 则代表非结构化变量。因此，BYM 模型通常被用于当估计的风险表现出空间特征后，从视觉上识别疾病集群。u_i 和 ν_i 通常分别被设定为条件自回归（conditional autoregressive，CAR）先验与高斯先验。

　　有研究者利用时间序列移动平均的思想提出空间移动平均风险平滑（spatial moving average risk smoothing，SMARS）模型，并通过模拟分析与实证研究发现，当存在远距离的空间相关性（long-range spatially dependent）时，BYM 模型与 SMARS 拟合效果相当，而在短程或中程（short or medium range）情形下，BYM 模型拟合效果明显不及 SMARS[18]。也有研究者认为,BYM 模型蕴含的高斯假定及其随机效应模型的卷积设定在一些运用中可能会限制性太强,尤其当数据中存在离群值时,其可能产生过度平滑问题[37]。

相较而言,BYM 模型的理论与运用在国外较为广泛,但在国内关注度仍然较低。其中,郑卫军(2008)比较了贝叶斯空间分析的多种模型,从而发现 BYM 模型与半参数中的 MIX 模型优势较为明显;葛辉(2013)将 BYM 模型用于研究灵璧县食道癌死亡率空间分布模式[143, 144]。

(二)BYM 时空分析

贝叶斯疾病制图的时空分析仍然以对 BYM 模型在时间上的拓展为主。Bernardinelli(1995)[159]是对 BYM 在时间上拓展的先例,但其没有考虑时空交互作用,随后 Waller(1997)[9]在 Bernardinelli[159]的基础上加入了时空交互效应,以反映疾病在空间与时间上可能存在的相互作用,而 Knorr-Held(1998)[163]认为在时空可分离的模型中,加入时空交互项可能使模型过于复杂,不利于空间参数的解释。Xia(1998)[7]在 Waller(1997)[9]模型的基础上加入了有误差的协变量,并比较了时间维度的多种引入方式,认为在协变量有误差的情形下,将空间随机效应嵌套在时间内的时空交互方式可能是最合适的选择。Sun(2000)[141]尝试将区域随机效应与时间推移(每个研究期间中点与参照年份的差值)的乘积的特殊形式表示时空交互项,而 Knorr-Held(2000)[164]考察了时空不可分离而交互项从完全独立到完全依赖四种假定下的时空关系。Ocaña(2007)[162]认为 Sun(2000)等[141]研究者在疾病的时空建模中经常在时间窗内进行数据加总的做法没有考虑研究期间可能存在的时间结构,可能给出不合理的 RR 估计,尤其当考察的时间跨度很长从而可能存在时空交互作用时。因为 RR 估计不仅受相邻区域影响还受相邻年份的影响。需要指出的是,疾病风险是否存在时空交互作用可能与疾病类型有关。对于传染病而言,时空交互效应在短期可能就有了较为明显的表现,但对于慢性非传染性病而言,时空交互作用可能需要在较长时间如 15 年才能体现出来[162]。

关于时间维度引入模型的方式的研究则更为丰富。Bernardinelli(1995)[159]仅考虑线性时间趋势,Assunção(2001)[142]则考虑了二次多项式形式,认为当年份数较少(3年)时,采用多项式拟合时间趋势具有简单便捷等特点且能够合理地估计出小区域疾病风险的演变规律,而不会出现多项式模型常见的"尾部问题"。Anderson (2016)通过允许每个集群有不同的截距和斜率项拓展了 Bernardinelli (1995)的模型[171]。Waller (1997)、Macnab (2001)、Martinez-Beneito(2008) 等人[140, 172, 173]假定 AR(1)的更为一般化的时间趋势,而 Ugarte(2009)[128]在可用时间窗很少(4 个)的情形下综合考虑并比较了线性、二次项或 AR(1)及是否包含时空交互项等 6 种时间维度加入的方式,并认为若有许多个时间段,如 9 个或者更多,贝叶斯样条可能是拟合时间趋势很好的选择(Ugarte,2009; A. Adin et al.,2017)[128, 174]。事实上,目前关于如何以合适的方式同时描述空间和时间的演变尚没有达成共识,也没有一个与 BYM 在空间分析领域一致的时空模型。

第五节　SCM 研究现状

（一）SCM 空间分析

近十年来研究者提出了许多方法用于联合疾病制图，如两种疾病的多水平模型、BYM 模型的多变量版本、共同成分模型（SCM）等（Langford et al.，1999；Knorr-Held & Best，2001；Held et al.，2005；Dabney & Wakefiel，2005；Mahaki B et al.，2011；Manda et al.，2012）[29, 154, 175−178]。其中，基于分层贝叶斯模型的 SCM 以其对不同数据结构的实用性在近些年的运用有了明显的增加（Held et al.，2005；Manda et al.，2012）[154, 178]。首先，相比 BYM 模型，SCM 模型的离差更小，从而提高了模型的拟合优度，并且其需要更少的有效参数，模型更为简洁（Mahaki B et al.，2011）[177]；而且，SCM 模型比 BYM 模型的多变量版本（MVBYM）更为灵活，因为 MVBYM 模型要求两种结果之间的相关性对于所有区域是恒定的，限定性可能太强，但 SCM 模型允许多疾病间风险的共同部分在整个研究区域内变化（Best N et al.，2005）[179]。其次，相比生态回归或其他多元条件自回归模型（multivariate conditional autoregressive regression，MCAR）等模型，SCM 模型的估计结果更为精确，拟合效果也更好（Kazembe L N，2009；Onicescu，2010；Ibáñez-Beroiz B et al.，2011）。例如，Kazembe（2009）通过比较分析发现，SCM 模型能够估计和绘制相对风险的共同成分与特有成分并以空间形式表达出来，而 MCAR 模型虽然能够生成共同变异的单一测量，但其缺乏共同变异的空间表达[30]；

Onicescu(2010)则发现 SCM 模型能够提供更多假定关联方面的信息,且通过后验估计计算缺失值,SCM 模型尽可能避免了缺失值带来的偏倚[120]。

　　SCM 最早由 Knorr 和 Best(2001)[119]对经典的 BYM 拓展得到,用于两种疾病的联合分析,同年,Dabney 和 Wakefield 探讨了将协变量加入两种不同疾病时的建模方式,并与单疾病制图模型进行了比较[29, 154],随后 Held 等人(2005)将其拓展到四种疾病的情形[29, 154]。

　　SCM 的基本思想是许多疾病有着共同的危险因素,从而潜在的风险变异可以被分解成共同的与特定疾病的风险变异两部分,其中,共同成分可作为不可观测协变量的代名词,是多种疾病的共同风险因子;特有成分反映每种疾病特有的随空间变化的风险因子。模型的基本假定如下:①所研究的疾病之间存在相关性,即疾病之间的相对风险有共同成分,且该成分随区域不同而变化;②共同成分与特有成分之间相互独立;③模型参数不确定,从而必须指定先验分布,常见的为 CAR 先验。

　　SCM 基于分层贝叶斯模型(HB)框架下的 FB 进行疾病风险的估计,因此其模型形式灵活,易于拓展,如疾病类型由两种拓展至多种,共同成分由一个拓展至多个,从而为疾病的流行病学分析提供更为丰富的信息。同时,相比其他模型,如生态回归或其他多元条件自回归模型(MCAR),SCM 估计更为精确,拟合效果更好[180]。因此,SCM 被广泛用于分析疾病风险的性别关联、小区域稀疏数据、协变量存在误差与多数据来源的疾病风险估计、估计数据漏报及小区域伤残调整生命年(disability-adjusted life year,DALY)的估计与推断等[27, 31, 120, 142, 166, 181-183]。研究者将 SCM 模型运用于非罕见疾病(高血压)的实证研究中,得到了有意义的研究结果(Li Xu, Dejian Lai, Ya Fang, 2016; Zirong Ye, Li Xu, Zi Zhou, et al., 2018)[184, 185]。

SCM 假定共同成分与特有成分之间相互独立,可能存在一定的局限性。事实上,真实协变量之间可能存在相互作用,此时若运用该模型则会出现模型误设问题。同时,研究的疾病之间可能存在相关性,也可能相互独立,当数据中没有证据表明存在共同的危险因素时,会产生无法识别问题,因此,SCM 模型并不总是优于独立模型,如 Earnest(2010)认为,SCM 是否优于单独模型取决于每种健康结果与共同风险因素关联的程度,只有当研究因变量间存在强相关时,共同成分模型才比单独模型更优。因此,SCM 模型中共有成分与特有成分相互独立的假定对于非传染病而言是合理的,但对于传染病则未必[31]。

总之,相比 BYM 等贝叶斯单疾病制图法,SCM 等贝叶斯联合制图起步较晚,近些年其在国外引起了越来越多的关注,而国内研究尚处于空白状态。由于能够同时对多种相关疾病进行建模,联合制图法能够更为深入地揭示疾病风险的地理格局。然而,联合制图法并不总是优于基于 BYM 等独立模型的疾病制图法,这取决于所研究的疾病之间的相关性。因此,在实际应用研究中通常需要同时进行单独分析与联合分析,并通过模型比较与疾病风险相关性的探索性分析来选择合适的模型。

(二)SCM 时空分析

近些年来,一些研究者尝试将多疾病联合分析与时空分析技术结合,构建 SCM 时空模型。相比于 BYM 在时空分析中的进展,SCM 在时空方面的研究则相对较少。Richardson(2006)最早尝试构建 SCM 时空模型[157];随后,一些研究者将其拓展为多种疾病的时空分析(Tzala and Best,2008;Baker et al.,2017;Mahaki et al.,2017)[167, 186, 187]。与 Richardson(2006)类似,Susanna(2015)也是以性别为研究视角,探讨男性与女性肺癌的共同危险因素及其随时间演变的规律,但对 Richardson(2006)的模型进行了修正,使其能够拟合数据特别稀疏情形下的样本变异[188]。

　　是否引入时空交互效应以及以何种方式拟合时间效应也是 SCM 时空建模的焦点问题。有研究者认为,随机效应异质性与时空交互项在解释主效应不能捕捉到的时空结构方面具有竞争性(Richardson,2006;Mahaki et al.,2017)[157, 187]。与 BYM 模型类似,大多数研究者采用线性时间趋势设定(Richardson,2006;Baker et al.,2017)[157, 186]。也有研究者尝试采用样条拟合时间趋势然后将其用于计算时空情形下的贝叶斯伤残调整生命年(DALY)(MacNab,2007)[166]。

　　作为两种最经典的疾病制图模型,关于 BYM 与 SCM 的理论与应用研究仍然以空间分析为主,其蕴含着研究区域的风险在时间上是静止的假定,这一假定通常过于理想化,尤其在观测时间窗很宽的问题中。尽管疾病的时空监测引起了人们的兴趣,但相对于空间方面的研究,时空方面的研究则要少得多,这可能是由于在一个模型中同时包括空间和时间依赖性结构有一定困难[23],尤其对于 SCM 而言,若在研究疾病类型为两种以上的模型中加入时间因素,则模型可能会过于复杂。

　　综合以上研究发现,贝叶斯疾病制图是疾病制图研究的主体,而 BYM 和 SCM 以其灵活性、便利性、估计的稳健性等特点分别成为一种或多种疾病情形下贝叶斯疾病制图的经典模型。但由于在一个模型中同时包括空间和时间依赖性结构可能有一定困难等原因,BYM 和 SCM 的理论与应用研究主要以空间分析为主,时空分析不仅起步稍晚,研究进展也更为缓慢,尤其对于 SCM 模型。其次,许多关于 BYM 和 SCM 的研究通常没有协变量,或者假定截距项在时间或区域上恒定,或假定协变量对反应变量的效应在区域和时间上是恒定的,忽略了截距项和协变量的区域效应和时间效应。

最后,疾病制图乃至贝叶斯疾病制图主要关注小区域中罕见疾病如癌症发病或死亡风险的时空演变,因此通常是基于泊松分布对疾病观测值建模,仅 Macnab(2003)[127] 探讨了小区域中非罕见疾病——慢性肺病(chronic lung disease,CLD)的地理变异,并探讨了入院时疾病的严重程度、低出生体重、极低出生体重对 CLD 发生率变异的影响程度。考虑到 CLD 为非罕见疾病,Macnab 对疾病发生的观测值采用二项分布建模,并在模型中加入了协变量的影响,为非罕见疾病风险的空间变异及确定其潜在变异来源的研究奠定了基础。但 Macnab 的研究仅限于空间维度,而没有考虑其随时间演变的特点,而非罕见疾病尤其是慢性非传染性疾病的发生不是一朝一夕而是长期形成的,仅从某个年份研究其风险变异来源可能无法准确反映协变量的效应。

为此,本研究拟将协变量加入 BYM 与 SCM 模型,并尝试用贝叶斯回归 B 样条拟合时间趋势,并以 CHNS 的调查数据为例,考察 1989 年至 2011 年中国七省市高血压风险及其相关因素的演变。考虑到高血压是一种慢性病,吸烟饮酒等生活方式对其影响可能具有滞后性,本研究考察了截距项与协变量的区域效应与时间效应,以更准确地反映生活方式对高血压的影响。同时考虑到研究的时间跨度较长(22年),可能存在时空交互作用,模型尝试引入时空交互项,以更好地探讨高血压风险的时空演变规律,为疾病时空监测方法论与健康政策的制定提供指导。

第六节 MCMC算法研究现状

对于高维数值问题,蒙特卡洛(Monte Carlo,MC)法通常要比传统的数值积分法更有效。然而,MC法的执行要求从高维概率分布中抽样,这可能非常困难,需要耗费大量的分析和计算时间。马尔可夫链蒙特卡洛(Markov chain Monte Carlo,MCMC)法有效克服了MC法高维数值积分的困难,其基本思想是构建一条合适的马尔可夫链,使其后验分布的极限分布为其均衡分布。其中,MH算法(Metropolis—Hastings algorithm)与Gibbs抽样是最为常用的MCMC后验抽样算法。

1953年,Metropolis等(1953)[189]对蒙特卡洛积分进行了改进,以解决统计物理学的快速计算问题,后来被称为M抽样,成为MCMC算法的一个最早版本。M抽样法首先构造合适且对称的建议分布(proposal distribution)使其极限分布为马氏链的平稳分布,然后从该建议分布中抽样,并以一定概率(这一概率称为接受概率或接受率)接受抽样得到的新状态值,如此反复进行。随后,Hastings(1970)[190]主要从统计角度对M抽样进行了推广,将对称的建议分布推广到一般性的建议分布,后来被称为MH算法,其包括

Metropolis 抽样、独立抽样、随机游走抽样、单成分（single-component）MH 算法等特例。

作为 MCMC 算法中最著名的方法之一，Gibbs 抽样也是 MH 算法的一种特例，其对贝叶斯统计的影响是巨大的。由于应用的广泛性与便利性，Gibbs 抽样通常也被认为是一种有别于 MH 算法的模拟技术，其最早由 Geman 与 Geman (1984)[191] 通过对统计物理学与贝叶斯图像恢复进行类比并基于单成分 MH 算法提出，随后由 Gelfand 和 Smith (1990)[192] 对其边缘密度的计算问题进行了探讨。

MH 算法早期主要在物理学中广泛应用，在统计学领域却鲜为人知。直至 20 世纪 90 年代，MH 算法经 Muller (1991)、Gelman 和 Rubin(1992)、Tierney(1994)、Roberts (1994)、Chib(1995)等[40, 44, 193, 194] 推广，揭示了其在求解后验积分等方面的价值，激发了统计学家对它的应用兴趣。其中，Muller(1991)将 Gibbs 抽样方案的实用性拓展到了非共轭结构的问题中，尝试通过正交化降低序列相关性提高了 Gibbs 抽样的收敛性；Gelman 和 Rubin(1992)从贝叶斯后验分布的应用推断角度而不是概率理论角度阐述 Gibbs 抽样与 M 算法的迭代模拟过程；Tierney(1994)从理论与实际应用角度探讨了用于从后验分布抽样的多种 Metropolis 转移核及构建混合算法的策略；Roberts (1994)主要从应用角度探讨了 Gibbs 抽样和 MH 算法收敛的条件；而 Chib(1995) 详细探讨了 MH 算法及其执行等相关问题。

MH 算法需要选择合适的建议分布并总是以一定的概率接受新状态来实现马尔可夫链状态值的更新。不同的是，Gibbs 抽样不要求指定建议分布，而是将满条件后验分布作为建议分布，逐次更新各个分量，并总是接受迭代后的新状态,从而能够更快达到收敛状态。Gibbs 抽样要求模型参数的满条件分布具有闭合形式且是标准的,而当参数空间复杂或参数间存在高度相关时,通常无法得到闭合形式且标准的满条件分布,这可能导致马尔可夫链的收敛很慢,甚至无法收敛的情形[127]。相比 Gibbs 抽样,MH 算法则适用于更为一般性的情形,但其构造的马尔可夫链的统计性质很大程度上取决于建议分布的选择,若选择不合适可能导致蒙特卡洛估计量性能很差。

针对参数空间高维度与高后验相关带来的 Gibbs 抽样收敛速度慢的问题,研究者提出了对存在后验相关的变量进行区组更新(Liu,1994;Chib,1995;Knorr Held,2002;Fu,2009)[194-197]及混合蒙特卡洛(hybrid MCMC,HMCMC)[198]等算法。而 Gilks(1992)[199]则针对单变量对数凹概率密度函数,尤其是非共轭贝叶斯模型的 Gibbs 抽样中密度函数涉及密集计算的情形提出了自适应拒绝抽样(adaptive rejection sampling,AR)。

区组(block)更新算法最早主要用于加速 Gibbs 抽样的收敛速度[9, 200],随后也被用于一般的 MH 算法中[38, 197]。因此,与 Gibbs 抽样不同,区组更新具有一般性,不仅适用于标准条件分布还适用于各种非标准条件分布。

HMCMC 是源于统计物理学的一种 MCMC 算法,随后由 Neal(1993,1994)[201, 202]从更易为统计学家接受的角度进行了详细探讨,并直到 1999 年才逐步引起统计学家的重视[203-205]。HMCMC 算法能够对相关变量进行多变量区组更新,从而加速相应的后验探索,普遍适用于目标后验可微的各种贝叶斯统计问题[127]。

HMCMC 的不足是当有大量的混合单位或者数据集变

大时,计算每个轨迹梯度所需的运算量会变得非常大。为此,有研究者建议在这种情况下,最好将其与 AR 相结合,提出混合自适应拒绝 M 抽样算法(hybrid adaptive rejection metropolis sampling,HARM)。HARM 能够从任何非标准条件分布(对数凹或几乎对数凹)中抽样,克服了 Gibbs 抽样仅能从标准条件分布抽样的不足,同时通过自适应调整的方式提高了 HMCMC 的效率。

从 HMCMC 算法的运用角度来看,虽然 HMCMC 及其变体如 HARM 在统计物理学有数十年的广泛应用,但其在贝叶斯统计领域则鲜为人知,在疾病制图的应用也相对较少。其中,Mollié(1999)[205] 是 HMCMC 在疾病制图领域的最早应用,随后 Macnab(2003)与 Buenconsejo(2008)[16, 127] 分别将其运用于小区域非罕见疾病及不完整监测数据集的风险估计问题。

建议分布的合理选择是 MH 算法能否收敛至关重要的因素,而这在许多情况下难以实现。为此,有研究者提出自适应 Metropolis 抽样(adaptive Metropolis samplers,AM)与延迟拒绝(delayed rejection,DR)等算法旨在提高 MCMC 算法的有效性与效率。AM(Haario,2001)[206] 算法是标准随机游走 M 算法的修改,其关键特性是建议分布不仅仅取决于当前的状态还取决于过去已实现的状态,从而其建议分布的最佳位置和尺度问题可以由正在运行的算法决定,省去了传统 MH 算法的调优和试运行。DR(Green,2001)[207] 可以被看成对 MH 不同建议分布相结合的一种方式,其通过降低算法维持当前状态的概率来提高 MCMC 的性能。DR 的基本思想是,在 MH 算法中一旦拒绝某种新状态,不是在时间上推进并保留同样的位置,而是提出第二阶段,并计算出第二阶段候选状态被接受的概率,以保留马尔可夫链相对于目标分布的可逆性。

Haario(2006)[208]基于 AM 和 DR 提出了 DRAM (delayed rejection adaptive Metropolis samplers),并证明了当没有可用的好的建议分布时,自适应性明显增强了延迟拒绝算法的效率,而当自适应阶段开始缓慢时,延迟拒绝提供了系统性的补救措施。考虑到水文学模型等大规模模型参数空间维数异常高,若采用标准的 MH 算法可能需要花费好几个小时来模拟计算,Cui(2011)[209]提出了一种新的自适应延迟接受 MH 算法(adaptive delayed-acceptance MH algorithm,ADAMH)。Vanderwerken(2013)[210]观察到对于多众数的目标分布,抽样时运行时间呈指数增加,提出了并行马尔可夫链(parallel Markov chain Monte Carlo)以提高加速收敛的作用。

以上 MCMC 后验抽样算法的共同点是,它们都在参数空间维数固定的模型框架内进行,而无法用于参数向量维数不确定的贝叶斯模型决定问题。为此,Green(1995)[211]提出了逆跳跃马尔可夫链蒙特卡洛模拟(reversible jump Markov chain Monte Carlo,RJMCMC),随后 Brooks (1998)与 Green(2003)[212,213]分别从 RJMCMC 的收敛性评估、有效建议分布的选择及基于 MH 算法的 RJMCMC 可逆链的构建等问题进行了探讨。

RJMCMC 最大的特点是允许参数空间维数发生变化,可广泛用于成分数目不确定的模型决定问题。Green (2009)[214]对 RJMCMC 有效建议分布构建的方法论及可逆跳转采样的思想进行了详细探讨,指出 RJMCMC 不过是传统 MH 算法的推广,其允许从不同维度的联合空间中采样,并允许根据状态选择移动类型。然而,对许多应用来说,RJMCMC 状态空间的复杂性可能会提出许多有挑战性的问题,尤其是在不同状态空间跨模型的有效建议分布的选择可能出现困难[214]。因为在 MH 算法中有效的建议分布很可能会造成 RJMCMC 中马尔可夫链探索状态空间的速度很慢,从而导致马尔可夫链的高度自相关性等问题。另外,尽管 RJMCMC 的应用领域不同,但其相关的研究工作主要由 MCMC "专家"进行,因为其通常需要密集计算且需要根据研究目的编写软件实现,如基于更为快速的可视化的 FORTRAN 语言。

综合而言,以上许多 MCMC 算法(如区组更新、HARM、DRAM 等)的提出主要目的在于提高马尔可夫链的混合性。除此之外,也有研究者建议,在实际应用中可通过中心化协变量或对参数进行基本的转换(如线性变换等)提高马尔可夫链的混合性[9, 200]。混合性是马尔可夫链的重要性质,用于在参数后验分布的支撑集快速移动。提高混合性是非常重要的,尤其当计算速度受数据集大小或模型复杂度的影响时。可以认为,马尔可夫链的混合性很大程度上决定MCMC 算法的执行效率。

一个不容置疑的事实是,尽管 MCMC 能够更好地评估模型参数估计的不确定性及有效克服 MC 高维数值积分的困难,极大地推动了贝叶斯统计在现实中的应用,然而MCMC 的成功执行是基于构建的马尔可夫链已经收敛到平稳状态为前提。收敛性是马尔可夫链的另一重要性质,直接决定了 MCMC 算法的有效性。若链还没有或无法达到平稳状态即进行相应的统计推断很可能会产生严重的误导性结果。因此,在运用 MCMC 时应当谨慎,即理想的 MH 算法应当同时具有好的混合性与收敛性,即具有快速收敛的性质。

目前,许多MCMC算法的收敛性问题在理论上已经得到了证明,但其相关的应用研究则相对较少。Cowles(1996)、Brooks(1998)、Sinharay(2003)、El Adlouni(2006)[43, 212, 215, 216]分别从理论与应用角度对MCMC收敛性诊断的主要方法进行了比较,结果认为,不同诊断方法的侧重点不同,并没有哪一种方法有绝对优势。在MCMC运行中,通常难以辨别慢的收敛与无法收敛的情形,而Cowles(1996)通过两个简单模型的比较分析发现,大多数收敛性诊断方法均不能够检测出无法收敛的情形[215]。因此,在实际应用中,不应以任何单方面收敛性诊断为依据,而应当将这些方法结合使用。Sinharay(2003)则将MCMC算法收敛性的评估方法概括为图形法(时间序列图、自相关图等)、方差比值法(PSPF、CSPF、MPSPF)、谱分析法、基于马尔可夫链理论的方法等。尽管关于MCMC收敛性评估的方法较为丰富,但许多收敛性诊断的理论技术很难适用,使其应用范围受限。在目前应用研究中,研究者主要利用方差比值法并结合时间序列图与自相关图等进行收敛性诊断。

在应用收敛性诊断方法时有两个重要的问题需要解决,即"有多少个参数要监测""使用几条链"。有研究者建议对模型的所有参数进行同时监测(Gelman,1992)[40],而另一些研究者则认为不要求所有变量都收敛,从而建议仅对目标参数的收敛状况进行监测(Eberly,2000)[10]。但Sinharay(2003)认为只监测部分变量的做法会带来过早诊断收敛的错误,尤其是在高维参数问题中。他认为应当同时监测所有变量,若实在不可行,应当首先监测仔细选择的参数的子集

（即倾向于预期有差的收敛速度的那些参数）。

对于"使用几条链"的问题研究者也有不同的看法。Geyer(1992)[39]建议用一条非常长的链,尤其是在其收敛缓慢的情形时,因为长的链能够更好地探索整个参数空间;Gelman (1992)[40]建议以几组过离散的初始值开始,同时运行几条长的链,因为通过几条链的比较可能会揭示如果这些链还没有达到稳定状态时的真实差异。Patz(1999)[41]则建议将以上两种方法结合。在目前应用研究中,研究者更倾向于 Gelman (1992)的做法,链条数目从 2 至 10 不等,其中,5 条最为常见。

需要指出的是,任何收敛性诊断技术都无法保证能够成功诊断收敛。但统计学家仍然严重依赖诊断性工具,因为他们认为 "弱的诊断总比完全没有诊断强"(Cowles,1996)[215]。当 MCMC 算法移动缓慢时(即混合性不好时),收敛性诊断尤其不可靠,因为这些诊断通常仅基于样本空间的一小区域进行,除非算法运行的时间足够长(Sinharay,2003)[43]。但是,由于马尔可夫链的合适长度与具体问题紧密相关,Sinharay 乃至其他研究者均无法具体指出多长的马尔可夫链足以覆盖目标分布的整个支撑集,这是 MCMC 法在应用中尚未解决的问题。事实上,马尔可夫链的收敛行为较为复杂,可能受多种因素的影响,如因变量取值、MCMC链初始值及贝叶斯模型中先验分布的选择等。因此,MCMC的收敛性评估方法尤其是其应用问题还有待进一步研究。

尽管 MCMC 算法研究取得了不少成果,但某些算法由于执行的复杂度等问题,因而在贝叶斯疾病制图中的应用仍然主要局限于 MH 算法、Gibbs 抽样、区组更新 Gibbs 抽样或 MH 抽样及 AR 等[7, 9, 10, 37, 38, 141, 200]。而且,在实际应用中,尤其是对那些无法获得标准闭合形式条件分布的参数,研究者可能会对其重新参数化,如中心化协变量,这不仅提高了抽样的收敛性,且通过重新参数化有可能产生闭合形式的满条件分布,从而该参数能够适用 Gibbs 抽样[9, 37, 217]。

第四章　描述统计分析

第一节　资料来源与分析指标

（一）资料来源

本研究所用数据均来源于中国健康与营养调查（CHNS，http://www.cpc.unc.edu/projects/china）项目。CHNS 是中国疾病预防控制中心营养与食品安全研究所与美国北卡罗来纳大学人口中心开展的国际合作追踪调查项目，旨在探讨中国社会的经济转型和计划生育政策的开展对国民健康和营养状况的影响。

该调查始于 1989 年，到目前为止共进行了九次（1989、1991、1993、1997、2000、2004、2006、2009、2011），范围主要覆盖辽宁、黑龙江、江苏、山东、河南、湖北、湖南、广西和贵州共 9 个省①（其中辽宁省 1997 年没有调查，而黑龙江省 1991 年与 1993 年没有调查，而 2011 年则新增了北京、上海和重庆这三个地区的少量样本）的城市和农村地区，内容涉及人口特征，经济发展、公共资源和健康指标。除此之外，还有详细的社区数据，包括食品市场、医疗机构和其他社会服务设施的信息。上面这些优点使得 CHNS 具有独特的应用价值。

该调查采用多阶段分层整群随机抽样方法，具体步骤如

---

①　本书中的省含省、自治区和直辖市。

下：第一步，在中国的东、中、西部地区采用简单随机抽样方法共抽取9个省作为第一层级进行调查。第二步，按照收入等级（低、中、高）将各省的县进行分层，并根据一个权重样本表随机抽取9个省的4个县（1个高收入县、2个中等收入县和1个低收入县）作为农村样本（共抽取了36个县城），各县除县城外再随机抽取3个村落，分别代表该县的高、中、低三个收入层次（共抽取了108个乡村）；抽取每个省的省会和一个低收入城市作为城市样本，各城市的市区（共抽取了41个市区）和郊区（共抽取了38个郊区）随机抽取。第三步，对抽取的城市和农村样本中再按照简单随机抽样方法共抽取220个左右的社区样本，再对每个社区抽取大约20个家庭住户进行入户调查，共得到大约4 400个家庭住户、26 000个个人样本。

考虑到2011年新增的三个地区样本量太少（每个地区1500左右的个人样本），将其从分析样本中剔除。另外，由于本书侧重于分析高血压患病及其相关因素在时间上的变化特点，因此仅选择江苏、山东、河南、湖北、湖南、广西和贵州这7个从1989年至2011年各调查年份具有持续性的省份，而将有缺失年份的辽宁省与黑龙江省剔除，分别属于东部（江苏、山东）、中部（河南、湖北、湖南）与西部（广西、贵州）。

（二）分析指标定义

结合高血压患病相关因素的研究及变量观测值缺失情况，以是否患有高血压为因变量，人口学变量如性别、年龄、受教育水平，以及生活方式相关变量如主要工作类型、吸烟、饮酒、睡眠持续时间、体重、腰围、身高为分析变量。

需要指出的是,尽管可以采用被调查自报数据反映高血压患病状况,但自报数据可能会低估高血压的实际患病情况。更重要的是,每个地区的自报情况很可能存在差别,从而造成研究结果偏倚。因此本书采用被调查者的测量数据来反映高血压状况。另外,在考察吸烟或饮酒对高血压的影响时,综合考虑日均吸烟量(支)、吸烟年限、饮酒年限及饮酒类型等变量可能更为全面,但由于这方面数据缺失较多,因此,本研究仅考察曾经是否吸烟、过去一年是否饮酒及饮酒的频率等变量。其次,由于城市与农村的生活环境有较大的不同,有可能对高血压产生一定影响,因此,本研究也考虑了城乡状态与高血压的关联性。最后,由于本书侧重于研究吸烟、饮酒等生活方式与高血压的关系,但 CHNS 未对 12 岁以下的被调查对象调查吸烟与饮酒等状况,因此,本书的分析限于 12 岁及以上的被调查者。

高血压诊断标准(hyper):根据世界卫生组织(WHO)的标准,收缩压≥140mmHg 或舒张压≥90mmHg,或服用降压药物者诊断为高血压。"是"用 1 表示,"否"用 0 表示(参照组),以下二元变量的赋值与此相同。

年龄(age):本研究以 12~29 岁为参照组,并根据 WHO 的标准将其余人群划分为青年组(30~44 岁)、中年组(45~59 岁)、老年组(60 岁及以上),分别用 0、1、2、3 表示。

受教育水平(edu):仅考虑全日制教育,并参照《中国统计年鉴》划分标准,分为文盲(参照)、小学、初中、高中及中专、大专及以上,分别用 0、1、2、3、4 表示。

主要工作类型(jobs):根据每种职业对应的主要工作将问卷中对应的工作类型分为体力劳动(参照)和脑力劳动两种,分别用 0 和 1 表示。其中,体力劳动主要包括:①农民、渔民、猎人;②技术工人或熟练工人(工段长、班组长、工艺工人等);③非技术工人或熟练工人(普通工人、伐木工等);④司机;⑤服务行业人员(管家、厨师、服务员、看门人、理发员、售货员、洗衣工、保育员等);⑥其他。脑力劳动主要包括:①高级专业技术工作者(医生、教授、律师、建筑师、工程师等);②一般专业技术工作者(助产士、护士、教师、编辑、摄影师等);③管理者/行政官员/经理(厂长、政府官员、处长、司局长、行政干部及村干部等);④办公室一般工作人员(秘书、办事员);⑤军官与警官;⑥士兵与警察;⑦运动员、演员、演奏员。

居住地(residence):分为农村和城市,分别用 0 和 1 表示。

睡眠持续时间(sleeptime):包括晚上和白天的睡眠时间(小时),并同时参照 Lopez 等人(2009)[63]的做法将其分为小于 7 小时和大于或等于 7 小时两组,分别用 0 和 1 表示,命名为 sleep。

吸烟(smoke):指曾经是否吸烟,包括手工卷烟、机器卷烟及烟斗,取值为是或否,分别用 0 和 1 表示。

饮酒:指过去一年是否饮酒(含啤酒、白酒、葡萄酒等)(drink)与饮酒的频率(freq)。其中,饮酒频率分为五个等级,即每月少于 1 次、每月 1~3 次、每周 1~2 次、每周 3~4 次、几乎每天都喝,分别赋值 0、1、2、3、4。

身体质量指数(body mass index,BMI):体重(kg)除以身高(m)平方得到的比值,参照 2001 年中国肥胖问题工作组推荐的中国成年人超重肥胖体重指数诊断标准:<18.5 为低体重,18.5~24 为正常体重(参照组),25~28 为超重,>28 为肥胖,分别用 1、0、2、3 表示。

腰围身高比(waist-to-height ratio,WHTR):腰围(cm)

除以身高（cm）得到的比值，以 0.5 为界[218, 219]，小于或等于 0.5 用 0 表示，大于 0.5 用 1 表示，分别表示"梨形"身材与"苹果形"身材。

（三）数据缺失情况

研究所涉及变量对应的数据文件为 educ_00（受教育水平，含 118 689 条观测）、jobs_00（工作情况，含 103 209 条观测）及 pexam_00（身体状况及生活方式，含 110 449 条观测），时间跨度均为 1989 年至 2011 年。将这三个文件中涉及的研究变量按指标定义对问卷数据进行处理，并按调查年份与个人 ID 进行一一合并，得到 83 253 条观测，然后进一步将研究对象限定为 12 岁及以上的被调查者，则最终数据集 new.dta 含 74 269 条观测值。需要说明的是，得到的合并数据集观测值少于合并前的任一数据文件，这是由于这一追踪调查跨越的年份较长（23 年），在这期间，有些被调查者因为某些原因而没有进行后续跟踪，并被新纳入的对象替代，而 Stata 软件的数据合并技术对此进行了处理，只保留在各个调查年份均一致的个人样本，这为我们对高血压相关因素的持续性研究提供了便利。

由表 4-1 看出，睡眠持续时间（sleep）的缺失比例远超过 30%（男性与女性分别为 58.81%、57.35%），相对较多；而主要工作类型（jobs）与腰围身高比（WHTR）的缺失比例分别为 31.56%（男性与女性分别为 26.99%、35.83%）、26.42%（男性与女性分别为 27.27%、25.62%），尚可接受；其他变量的缺失比例则明显小于 10%，对分析结果的影响不大。需要指出的是，饮酒频率仅针对饮酒的人而言，因此其对应的总观测数为调查者中回答饮酒的总人数。

表 4-1　研究变量数据缺失情况统计表

变量	缺失观测数（条）	总观测数（条）	缺失百分比（%）
hyper	3	74 269	0.00
gender	0	74 269	0.00
age(岁)	0	74 269	0.00
edu	535	74 269	0.72
jobs	23 440	74 269	31.56
freq	569	21 843	2.60
residence	0	74 269	0.00
drink	5 913	74 269	7.96
smoke	5 615	74 269	7.56
sleep(小时)	43 116	74 269	58.05
WHTR	19 620	74 269	26.42
BMI	5 298	74 269	7.13

注:饮酒频率对应的总观测数是指调查的饮酒人数。

第二节　分析方法与分析工具

首先,利用单因素 logistic 回归筛选高血压患病的相关因素,并选择单因素分析中 $P<0.05$ 和 P 接近 0.05 的变量进入多因素 logistic 回归中[46]。由于追踪调查跨越了 23 年,直接进行多因素 logistic 分析可能会忽略了某些因素对个体高血压的影响可能会随着时间推移而发生变化,因此,有必要以个体为单位进行面板 logistic 分析,并比较两种的结果,选择更合适的模型来刻画吸烟或饮酒等因素与高血压的

关系。

其次，尝试将经典的 BYM 模型由单纯的空间分析拓展到时空分析，然后引入协变量，探讨协变量的区域效应与时间效应；再次，对 SCM 模型采用与 BYM 模型基本类似的分析思路，并探讨各地区男性与女性高血压风险的共同特征与性别差异及其随时间演变的趋势；再次，将贝叶斯回归 B 样条引入 BYM 与 SCM 模型，探讨疾病风险随时间变化的趋势，突出疾病模式的持久性，从而为区域水平上疾病病因探讨提供依据；最后，对比 BYM 与 SCM 研究结果的异同及采用 BYM 与 SCM 的空间分析与传统 logistic 分析对于高血压预防与控制的指导意义。

BYM 与 SCM 空间分析采用全贝叶斯分层模型并借助 MCMC 法进行统计推断。为使结果稳定可靠，我们拟选择两条相互独立、足够长的马尔可夫链（具体长度需要结合参数收敛性诊断的结果），并对每条链进行预迭代，待收敛后再进行统计推断。综合已有研究的观点（详见综述部分），模型的收敛性采用经典的方差比值法（Brooks 和 Gelman，1998）[42]统计量并结合动态轨迹图与自相关图进行综合诊断，以提高收敛性诊断的效果。模型收敛后，依照贝叶斯分析中常用的离差信息准则（deviance information criterion，DIC）（Spiegelhalter，2002）[32]，选择 DIC 值较小且有效参数更少的模型。

数据整理、描述性统计分析与 logistic 回归利用软件 STATA 11.0 与 Microsoft Excel 2007。BYM 与 SCM 空间与时空分析借助 OpenBUGS 3.2.3 实现，江苏等七个省的地图利用 ArcGIS 10.1 绘制完成并导入 OpenBUGS 3.2.3。

第三节 不同特征调查样本情况

（一）总体

由表 4-2 看出,女性在总体样本构成上略大于男性,但两者差别并不明显。从人口学变量来看,调查样本总体除老年群体略低外,其他年龄段比例大致相当,8 成以上被调查者的受教育程度为初中及以下水平,约 2/3 的样本来自农村;从生活方式相关变量来看,约 87％被调查者主要职业类型为体力劳动,约 9 成的人睡眠持续时间达 7 小时以上,约 3 成被调查者在过去一年有饮酒,其中约有 3 成的饮酒者几乎每天都饮酒,约 3 成被调查者有吸烟史,约 1/4 的人体重超标(超重或肥胖),4 成以上的人腰围身高比超标。

表 4-2 总体样本情况

变量	变量说明	频数	百分比(％)
gender	男性	35 865	48.29
	女性	38 404	51.71
age(岁)	12～	20 534	27.65
	30～	21 368	28.77
	45～	18 404	24.78
	60～100	13 963	18.80
edu	文盲	19 474	26.41
	小学	16 118	21.86
	初中	23 575	31.97
	高中及中专	12 422	16.85
	大专及以上	2 145	2.91

变量	变量说明	频数	百分比(%)
jobs	体力劳动	44 129	86.82
	脑力劳动	6 700	13.18
residence	农村	50 071	67.42
	城市	24 198	32.58
sleep(小时)	<7	2 672	8.58
	≥7	28 481	91.42
smoke	否	48 486	70.62
	是	20 168	29.38
drink	否	46 513	68.05
	是	21 843	31.95
freq	<1 次/月	2 673	12.56
	1～3 次/月	4 343	20.41
	1～2 次/周	5 178	24.34
	3～4 次/周	2 861	13.45
	几乎每天	6 219	29.23
BMI	<18.5	8 031	11.64
	18.5～	42 514	61.64
	24～	14 578	21.14
	≥28	3 848	5.58
WHTR	≤0.5	31 236	57.16
	>0.5	23 413	42.84

（二）性别

表 4-3 给出了按性别分层后研究变量的基本情况。可以看出,男性与女性在年龄构成、城乡构成、睡眠持续时间构成及 BMI 构成等方面基本相同,但女性整体受教育水平与从事脑力劳动比例略低于男性,而吸烟与饮酒率及饮酒频率明显低于男性,但其 WHTR 超标比例却高于男性。男性与女性样本在年龄构成与城乡构成的相似性使得本书旨在分析男性与女性高血压患病的差异具有可比性基础,而两者在受教育水平,尤其是吸烟与饮酒等变量的差异则促使我们思考其与高血压患病性别差异的关联性,为更深层次高血压病因的探讨提供线索。

表 4-3　按性别样本情况（%）

变量	变量说明	男性	女性
age（岁）	12～	28.95	26.43
	30～	28.17	29.34
	45～	24.82	24.74
	60～100	18.06	19.50
edu	文盲	16.70	35.52
	小学	23.06	20.74
	初中	36.92	27.34
	高中及中专	19.65	14.22
	大专及以上	3.68	2.19
jobs	体力劳动	84.14	89.66
	脑力劳动	15.86	10.34
residence	农村	67.73	67.13
	城市	32.27	32.87

变量	变量说明	男性	女性
sleep（小时）	<7	8.48	8.66
	≥7	91.52	91.34
smoke	否	42.20	97.20
	是	57.80	2.80
drink	否	44.05	90.53
	是	55.95	9.47
freq	<1 次/月	9.68	28.83
	1~3 次/月	19.55	25.27
	1~2 次/周	25.13	19.91
	3~4 次/周	14.28	8.74
	几乎每天	31.36	17.25
BMI	<18.5	12.05	11.27
	18.5~	63.00	60.40
	24~	20.11	22.07
	≥28	4.83	6.26
WHTR	≤0.5	62.57	52.22
	>0.5	37.43	47.78

（三）地区

由表 4-4 看出，男性除 30~44 岁年龄组各省份比例处于 28% 左右大致相同的水平外，其他年龄构成基本呈现东、中、西部格局，其中东部地区年龄构成大致为 1/4、1/4、1/5，而中西部地区 12~29 岁年龄组略高于东部，但其老年组（60~）比例则略低；贵州省文盲比例最高（高达 1/4），而湖南与江苏省大专及以上文化程度比例明显高于其他省份；湖南、山东和江苏这 3 个省的男性脑力工作比例明显高于其他省份(20％左右),但广西省这一比例还不及 10％,其他地区大多在 14％左右;各省份城乡样本构成大致相同,约 3 成来自城市;河南、广西与贵州这 3 个省的睡眠持续时间达 7 小时以上的比例略高于其他省份(93％左右),其余省份约为90％;贵州、河南与湖南吸烟率均比较高(分别为 68％、59％、58％),其他省份则处于 54％左右的水平;除湖南稍低外(47％),男性饮酒率大致呈现东部、中部与西部略微下降的趋势;除河南与广西外,其他省份的男性有 3 成以上的人几乎每天饮酒,尤以湖南最为突出;山东、河南与江苏男性肥胖与超重率及腰围身高比超标比例明显较高,而广西与贵州则恰好相反。

由表 4-5 看出,各省份女性年龄构成特点与男性基本类似;贵州省女性文盲比例也处于最高水平(47％),但各省份女性大专及以上文化程度的比例没有明显差别;山东与湖南的女性脑力工作比例处于 14％左右的较高水平,其他省份约为 10％,而广西省这一比例还不及 7％(6.7％);除山东略低外(29.6％),其他省份约 1/3 的女性样本来自城市;与男性类似,河南与广西的女性睡眠持续时间达 7 小时以上的比例也处于 93％左右的较高水平,但山东与湖南的这一比例还不及 89％;山东省女性吸烟率相对较高(5.2％),而其他地区从1.5％至 3.7％不等;湖北与贵州女性饮酒率处于 12％左右的较高水平,其他地区这一比例仅为 8％左右;与男性不同,女性几乎每天饮酒的比例在各省份之间差异较大,其中,湖北与山东这一比例较高,分别约为 3 成与 2 成,而其余省份从4％至 17％不等;女性肥胖与超重率及腰围身高比超标比例整体水平高于男性,其中,山东、河南与江苏的女性也处于相对较高水平,而广西处于相应的较低水平,但贵州女性的相应比例与湖南大致相当。

对比分析发现,男性与女性样本在年龄、受教育水平、城乡、睡眠时间、体重及腰围身高比构成等的空间分布大体相似。具体而言,无论男性还是女性,贵州省文化程度均处于较低水平,而湖南则相对较高,但女性各省份的差异小于男性;山东、湖南与广西分别对应脑力劳动比例的较高与较低水平;河南与广西睡眠持续时间超过 7 小时的比例处于 93% 左右的较高水平,其饮酒频率也处于相对较低水平;山东与河南体重超标(超重与肥胖)率及腰围身高比超标比例均明显较高,而广西则恰好相反。同时可以发现,男性与女性的吸烟、饮酒及饮酒频率的模式则呈现较为明显的差异,且男性整体水平高于女性,而女性肥胖与超重率及腰围身高比超标比例整体水平高于男性且各省份的变异更小。

表 4-4　男性按地区样本情况（%）

变量	变量说明	江苏	山东	河南	湖北	湖南	广西	贵州
age（岁）	12～	25.35	24.62	28.75	29.89	28.65	30.57	33.81
	30～	28.64	28.71	28.93	29.67	28.96	28.00	24.67
	45～	25.57	27.26	24.54	24.81	26.14	23.20	22.86
	60～100	20.44	19.41	17.78	15.63	16.25	18.23	18.65
edu	文盲	16.46	17.59	14.90	15.21	14.78	12.81	25.01
	小学	20.27	18.03	24.46	21.34	23.86	27.82	24.32
	初中	36.98	38.88	37.23	38.69	33.03	39.00	34.72
	高中及中专	21.49	21.94	19.44	21.52	23.25	17.95	13.03
	大专及以上	4.79	3.56	3.97	3.25	5.08	2.42	2.92
jobs	体力劳动	80.43	79.86	86.56	85.62	77.55	90.55	86.73
	脑力劳动	19.57	20.14	13.44	14.38	22.45	9.45	13.27
residence	农村	65.06	71.60	67.99	66.06	66.05	69.05	68.36
	城市	34.94	28.40	32.01	33.94	33.95	30.95	31.64
sleep（小时）	<7	10.98	9.60	6.04	8.42	10.39	6.88	7.50
	≥7	89.02	90.40	93.96	91.58	89.61	93.12	92.50

续表

变量	变量说明	江苏	山东	河南	湖北	湖南	广西	贵州
smoke	否	45.30	45.68	41.05	44.31	41.58	45.99	31.99
	是	54.70	54.32	58.95	55.69	58.42	54.01	68.01
drink	否	42.53	38.46	41.20	41.45	53.22	46.39	44.17
	是	57.47	61.54	58.80	58.55	46.78	53.61	55.83
freq	<1次/月	8.84	7.06	14.40	7.93	8.65	13.03	7.45
	1~3次/月	16.29	17.02	25.81	16.14	15.34	25.46	19.51
	1~2次/周	24.68	24.36	28.34	24.03	21.80	25.07	26.84
	3~4次/周	13.75	15.61	14.09	15.05	14.39	11.29	16.02
	几乎每天	36.44	35.95	17.36	36.86	39.82	25.14	30.19
BMI	<18.5	9.82	4.52	8.01	13.83	10.91	18.24	17.03
	18.5—	59.00	53.02	58.95	62.83	68.44	67.39	69.02
	24—	25.15	32.07	25.49	18.69	18.08	12.58	11.77
	≥28	6.03	10.40	7.55	4.65	2.58	1.78	2.18
WHTR	≤0.5	58.06	48.92	54.10	62.42	64.05	74.51	72.14
	>0.5	41.94	51.08	45.90	37.58	35.95	25.49	27.86

表 4-5　性接地区样本情况（%）

变量	变量说明	江苏	山东	河南	湖北	湖南	广西	贵州
age（岁）	12～	23.90	22.92	28.25	26.44	27.20	26.40	29.59
	30～	30.52	28.45	29.11	31.46	31.31	28.67	26.09
	45～	25.23	27.18	24.38	24.79	25.18	22.32	24.48
	60～100	20.35	21.45	18.25	17.31	16.30	22.60	19.83
edu	文盲	37.74	39.16	34.79	36.77	26.46	26.75	47.36
	小学	18.60	17.75	19.73	19.67	22.27	27.41	19.01
	初中	25.57	27.28	29.20	26.50	28.38	31.16	23.12
	高中及中专	15.21	13.52	13.78	15.67	20.23	13.15	8.42
	大专及以上	2.88	2.29	2.50	1.39	2.66	1.53	2.09
jobs	体力劳动	89.93	85.99	89.35	90.12	86.15	93.33	90.99
	脑力劳动	10.07	14.01	10.65	9.88	13.85	6.67	9.01
residence	农村	65.62	70.44	68.39	65.88	65.43	66.38	67.96
	城市	34.38	29.56	31.61	34.12	34.57	33.62	32.04
sleep（小时）	<7	8.60	11.24	5.85	9.58	11.36	6.38	8.35
	≥7	91.40	88.76	94.15	90.42	88.64	93.62	91.65

变量	变量说明	江苏	山东	河南	湖北	湖南	广西	贵州
smoke	否	97.16	94.81	98.50	96.28	97.77	98.26	97.38
	是	2.84	5.19	1.50	3.72	2.23	1.74	2.62
drink	否	90.54	91.45	92.36	87.26	92.78	91.78	87.50
	是	9.46	8.55	7.64	12.74	7.22	8.22	12.50
freq	<1次/月	35.73	20.57	47.56	18.64	31.68	38.13	20.19
	1~3次/月	23.26	22.88	25.79	21.19	22.98	26.48	31.99
	1~2次/周	18.39	23.65	16.05	17.97	19.88	21.00	21.89
	3~4次/周	7.40	12.34	6.30	11.36	8.07	4.57	9.63
	几乎每天	15.22	20.57	4.30	30.85	17.39	9.82	16.30
BMI	<18.5	8.00	5.75	7.99	11.38	11.98	18.65	14.13
	18.5~	59.44	51.54	57.44	62.74	63.50	63.70	63.6
	24~	25.68	31.36	25.53	20.34	20.21	14.97	17.58
	≥28	6.89	11.35	9.04	5.54	4.31	2.69	4.69
WHTR	≤0.5	51.17	44.89	48.07	50.48	53.93	61.40	54.32
	>0.5	48.83	55.11	51.93	49.52	46.07	38.60	45.68

（四）年份

随时间推移,中老年男性在样本构成上明显增大,受教育水平、来自城市的样本比例与几乎每天饮酒的比例也有不同程度的提高,而超重与肥胖率与腰围身高比超标比例上升趋势尤为明显,但脑力劳动所占比例、睡眠持续时间超过 7 小时的比例与吸烟率变化趋势不明显。尽管饮酒率在各个年份波动较大,但没有呈现明显的随时间变化的趋势(表 4-6)。

与男性类似,随时间推移,中老年女性样本与城市样本构成增大,受教育水平上升但仍低于男性的水平,且女性超重与肥胖率及腰围身高比超标比例也呈现明显的上升趋势,但各年份基本高于男性对应的水平。但女性脑力劳动所占比例呈现上升趋势,这可能与其受教育水平提高有一定关系;睡眠时间超过 7 小时的比例与饮酒频率在各个年份有不同程度的波动,但没有呈现明显的时间趋势。尤其值得注意的是,女性吸烟与饮酒率不仅远低于男性的水平,而且还呈现随时间推移而下降的趋势(表 4-7)。

表 4-6 男性按年份样本情况（%）

变量	取值	1989	1991	1993	1997	2000	2004	2006	2009	2011
age（岁）	0	41.47	40.30	37.97	37.87	30.39	23.46	17.97	17.14	15.60
	1	56.17	27.84	28.39	27.17	26.59	25.55	27.59	25.50	22.45
	2	2.22	19.01	19.71	21.15	26.37	30.59	31.04	31.71	32.59
	3	0.14	12.86	13.92	13.80	16.65	20.40	23.40	25.65	29.35
edu	0	16.38	24.75	20.88	16.08	14.59	11.50	16.44	14.96	14.15
	1	25.61	26.91	26.70	25.06	25.02	23.15	18.09	18.27	18.73
	2	37.37	32.68	35.83	37.54	37.59	39.26	35.24	39.46	37.49
	3	18.66	14.10	14.91	18.91	19.62	22.52	24.86	22.05	21.53
	4	1.99	1.55	1.68	2.42	3.18	3.57	5.37	5.26	8.08
jobs	0	83.95	84.66	85.88	84.90	84.18	83.45	82.58	83.72	83.30
	1	16.05	15.34	14.12	15.10	15.82	16.55	17.42	16.28	16.70
residence	0	70.93	69.57	70.73	69.12	66.78	65.67	65.74	66.60	65.24
	1	29.07	30.43	29.27	30.88	33.22	34.33	34.26	33.40	34.76

续表

变量	取值	1989	1991	1993	1997	2000	2004	2006	2009	2011
sleep (小时)	<7	9.09	9.71	8.59	9.35	8.57	7.94	7.73	8.36	8.52
	>=7	90.91	90.29	91.41	90.65	91.43	92.06	92.27	91.64	91.48
smoke	0	—	40.40	41.86	45.54	43.45	41.85	41.26	40.99	41.52
	1	—	59.60	58.14	54.46	56.55	58.15	58.74	59.01	58.48
drink	0	—	43.00	45.53	44.07	42.41	45.55	45.33	42.65	43.87
	1	—	57.00	54.47	55.93	57.59	54.45	54.67	57.35	56.13
freq	0	—	13.12	7.20	11.00	7.81	7.50	6.45	11.86	11.60
	1	—	22.83	17.68	19.35	17.49	18.12	17.51	22.41	20.51
	2	—	23.25	27.29	24.68	26.57	25.76	28.38	23.23	22.35
	3	—	13.67	15.37	15.92	15.43	14.17	13.47	13.51	12.35
	4	—	27.12	32.46	29.05	32.69	34.45	34.20	28.99	33.19

续表

变量	取值	1989	1991	1993	1997	2000	2004	2006	2009	2011
BMI	0	79.85	70.44	70.01	65.73	62.67	59.85	58.10	54.02	51.57
	1	9.58	17.24	15.60	13.76	13.23	10.03	9.30	9.30	7.85
	2	9.54	10.29	12.53	16.75	19.54	24.52	26.38	28.82	30.78
	3	1.03	2.04	1.86	3.76	4.56	5.59	6.22	7.86	9.80
WHTR	0	—	—	80.72	73.47	67.57	60.90	57.01	50.85	45.71
	1	—	—	19.28	26.53	32.43	39.10	42.99	49.15	54.29

表 4-7 女性按年份样本情况（%）

变量	取值	1989	1991	1993	1997	2000	2004	2006	2009	2011
age(岁)	0	42.84	39.31	35.13	34.33	26.16	19.43	15.59	15.46	14.22
	1	55.23	28.82	30.84	28.38	28.55	27.11	28.87	25.36	23.04
	2	1.67	18.39	19.91	20.88	26.51	31.02	30.49	31.86	32.70
	3	0.26	13.48	14.12	16.41	18.78	22.43	25.05	27.32	30.04

续表

变量	取值	1989	1991	1993	1997	2000	2004	2006	2009	2011
edu	0	35.51	44.51	41.39	34.62	32.98	31.14	35.01	32.59	31.38
	1	21.57	20.94	21.94	21.88	23.06	23.02	17.41	18.77	18.17
	2	26.80	23.91	25.29	28.35	27.90	27.89	27.24	29.43	29.04
	3	15.03	10.04	10.91	14.08	14.25	16.14	17.04	15.52	15.69
	4	1.09	0.60	0.46	1.08	1.81	1.81	3.30	3.68	5.71
jobs	0	89.99	91.89	92.94	90.75	89.33	88.75	87.69	87.62	86.60
	1	10.01	8.11	7.06	9.25	10.67	11.25	12.31	12.38	13.40
residence	0	68.10	68.64	70.59	67.82	66.32	65.36	66.18	65.94	65.36
	1	31.90	31.36	29.41	32.18	33.68	34.64	33.82	34.06	34.64
sleep (小时)	<7	7.27	9.57	9.94	7.61	11.19	7.98	8.25	8.46	8.50
	>=7	92.73	90.43	90.06	92.39	88.81	92.02	91.75	91.54	91.50
smoke	0	—	96.25	96.14	97.13	97.33	97.53	97.87	97.98	97.45
	1	—	3.75	3.86	2.87	2.67	2.47	2.13	2.02	2.55

续表

变量	取值	1989	1991	1993	1997	2000	2004	2006	2009	2011
drink	0	—	88.14	89.08	91.19	89.82	92.03	92.29	91.55	90.15
	1	—	11.86	10.92	8.81	10.18	7.97	7.71	8.45	9.85
freq	0	—	39.96	31.05	24.16	20.65	23.19	17.25	34.55	33.74
	1	—	23.23	26.34	21.05	27.11	27.41	27.48	24.72	26.16
	2	—	15.94	20.56	22.49	20.65	24.10	26.20	16.85	15.16
	3	—	4.92	9.21	11.24	13.93	8.43	7.35	8.15	7.09
	4	—	15.94	12.85	21.05	17.66	16.87	21.73	15.73	17.85
BMI	0	73.74	66.04	65.52	62.29	58.55	57.21	57.40	54.74	52.95
	1	9.15	15.02	14.21	12.64	12.36	10.22	8.96	9.04	8.13
	2	15.72	15.94	17.01	20.19	22.92	24.71	25.43	26.88	28.18
	3	1.39	3.00	3.27	4.88	6.17	7.87	8.21	9.35	10.74
WHTR	0	—	—	66.59	62.87	57.06	50.17	47.47	42.72	38.37
	1	—	—	33.41	37.13	42.94	49.83	52.53	57.28	61.63

（五）居住地

从年龄构成来看,无论男性还是女性,农村 12～29 岁年龄组比例均高于城市,而老年人比例恰好相反,但其他年龄组的比例没有城乡差别;从受教育水平来看,农村受教育水平明显低于城市,尤其是女性;城市的脑力劳动所占比例显然高于农村,且男性脑力劳动比例高于女性,在农村尤为明显;城市睡眠时间超过 7 小时比例明显低于农村,但不存在性别差异;女性城市吸烟率略高于农村,而男性则不存在城乡差异;城市的饮酒率高于农村,女性尤为明显;城市的饮酒频率略高于农村,但这一差异并不明显;城市超重与肥胖比例及腰围身高比超标比例均高于农村,男性尤为明显(表 4-8)。

表 4-8 按居住地样本情况(%)

变量	变量说明	男性(%)		女性(%)	
		农村	城市	农村	城市
age(岁)	12～	30.20	26.33	27.35	24.55
	30～	28.25	27.99	29.49	29.03
	45～	24.64	25.21	24.78	24.66
	60～100	16.91	20.47	18.39	21.76
edu	文盲	17.88	14.20	38.72	28.98
	小学	26.07	16.73	22.89	16.33
	初中	38.32	33.96	27.59	26.82
	高中及中专	15.98	27.37	9.90	23.05
	大专及以上	1.75	7.75	0.90	4.83
jobs	体力劳动	88.64	73.08	94.20	78.05
	脑力劳动	11.36	26.92	5.80	21.95
sleep (小时)	<7	6.87	11.53	7.14	11.57
	≥7	93.13	88.47	92.86	88.43

续表

变量	变量说明	男性（％）		女性（％）	
		农村	城市	农村	城市
smoke	否	42.02	42.57	97.50	96.60
	是	57.98	57.43	2.50	3.40
drink	否	45.20	41.68	92.65	86.24
	是	54.80	58.32	7.35	13.76
freq	＜1 次/月	8.97	11.06	28.44	29.27
	1～3 次/月	20.26	18.18	24.51	26.12
	1～2 次/周	25.26	24.87	21.71	17.91
	3～4 次/周	14.79	13.29	8.80	8.66
	几乎每天	30.72	32.60	16.54	18.04
BMI	＜18.5	12.81	10.48	11.8	10.19
	18.5～	64.71	59.44	61.85	57.47
	24～	18.35	23.77	20.56	25.12
	≥28	4.12	6.31	5.79	7.22
WHTR	≤0.5	64.46	58.78	52.71	51.25
	＞0.5	35.54	41.22	47.29	48.75

第四节　高血压患病特征

（一）患病率及其变化趋势

1989 年至 2011 年各省份高血压总的患病率为 25.4％，男性略高于女性（27.9％ vs. 23.0％）。由图 4-1 看出，各个年份男性患病率均明显高于女性，但两者均呈现随时间上升的趋势,其发展大致可以 2000 年为界分为两个阶段:2000 年之前(除 1997 年),两者均处于相对较低水平(低于 17%),但进入 2000 年之后,两者逐步发展到 30% 或以上的较高水平。尤其需要注意的是,1997 年男性与女性高血压患病率均突然上升,比前一次调查年份提高约 1.2 倍,但其总调查人数却是各年份中最多的,表明这一比例值的突然增大并不是由于调查样本量的突然减少所致,其具体原因值得进一步研究。

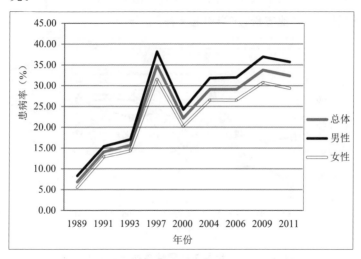

图 4-1 1989—2011 年高血压患病率及其变化趋势

接下来分省份观察男性与女性高血压患病率随时间变化的趋势。由图 4-2 和图 4-3 可以看出,总体上,各省男性高血压患病率均不同程度地高于女性。从各省份男性与女性高血压患病率的变动情况来看,除 2009 年广西省女性波动大于男性外,其他省份男性与女性呈现大致相同的变化趋势,其中 1997 年是最高点,而许多省份在 2004 年也达到一个小高峰,并自 2006 年起始终维持在较高水平,尤其是男性。考虑到患病率的变化与分母（总观测数）的水平紧密相关，这种上升趋势可能与总观测数减少有关。进一步可以看出，无论男性还是女性，除 1997 年总观测数明显较高之外，2000 年之后总观测数并没有明显低于 2000 年之前的水平。由此表明，2000 年之后高血压患病率的上升不是由于比值本身不稳定引起的，而是由其他原因引起的，有必要对其进一步研究。值得注意的是，贵州省的男性与女性高血压患病率在各年份基本处于最低水平，而河南省则在 2000 年之后明显高出其他省份，应当引起关注。

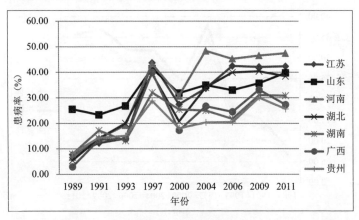

图 4-2　1989—2011 年我国 7 省男性高血压患病率的变化趋势

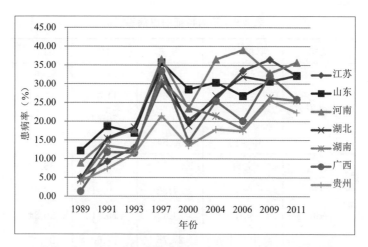

图 4-3 1989—2011 年我国 7 省女性高血压患病率的变化趋势

（二）不同特征的患病率

研究普遍认为,高血压风险随着年龄增长而上升。表 4-9 对年龄进行分组后发现男性与女性高血压患病率均表现为随年龄增加而上升的趋势,尤其是进入中老年之后。尽管各年龄组男性患病率不同程度高于女性,但进入老年之后两者基本持平,而相比男性 30～年龄组的上升趋势,女性则表现为与 12～年龄组无差异的水平,以上种种不同的表现可能与男性和女性的生理特征不同有关。老年男性与女性高血压患病率急剧增加一方面反映了老年人的高血压风险上升,另一方面也与老年人口在调查总人口的比例相对较低而使得比值偏大有关。

表 4-9 不同特征的患病率(%)

变量	取值范围	男性	女性	合计
age(岁)	12～	15.81	11.45	13.66
	30～	20.65	11.52	15.84
	45～	33.76	26.96	30.25
	60～100	50.54	50.75	50.65
edu	文盲	36.24	32.33	33.53
	小学	27.32	19.91	23.69
	初中	24.42	16.31	20.84
	高中及中专	27.75	17.60	23.33
	大专及以上	29.25	15.26	23.82
jobs	体力劳动	26.52	19.94	23.23
	脑力劳动	31.14	16.84	25.70
sleep(小时)	<7	32.48	32.28	32.37
	≥7	29.19	23.30	26.10
smoke	否	28.53	23.88	25.22
	是	29.75	35.55	30.03
drink	否	28.02	24.35	25.50
	是	30.01	22.08	28.79
freq	<1 次/月	27.46	16.77	23.76
	1～3 次/月	26.49	20.12	25.31
	1～2 次/周	25.84	21.94	25.36
	3～4 次/周	27.01	28.57	27.16
	几乎每天	37.45	29.84	36.77

续表

变量	取值范围	男性	女性	合计
BMI	＜18.5	17.87	13.55	15.66
	18.5～	9.74	9.38	9.55
	24～	35.74	29.08	32.10
	≥28	53.65	49.51	51.22
WHTR	≤0.5	16.07	10.13	13.23
	＞0.5	39.44	32.96	35.66

受教育水平与高血压的关联性存在着不同看法。由表4-9可以看出,同等程度下男性高血压患病率大于女性,而尽管文盲组的男性与女性患病率均处于最高水平,但两者与受教育水平的关联表现不同。其中,对女性而言,其患病率基本随着受教育程度的提高而下降,但除文盲外,其他组之间并没有明显差异。而男性患病率与受教育程度基本呈现"U"形关系,其初中文化水平对应的高血压患病率最低,但高中以上文化程度对应的这一比例反而上升,但仍低于文盲对应的水平。男性与女性的这一不同表现可能与他们的生活方式有较大关系,如女性随着受教育水平提高,可能更加注重自身健康,从而患病率下降,但较低与较高教育水平的男性均较多涉及吸烟饮酒等不良生活方式,其中前者可能是因为没有意识到不良生活方式的危害,而后者可能是因为工作应酬等引致的需求。由表4-9还可以看出,脑力劳动的男性高血压患病率高于体力劳动而女性则相反,也部分印证了我们关于文化程度与高血压关联性的推断。

睡眠时间、吸烟及饮酒与高血压的关联性在不同性别中表现可能不同。表4-9显示,相比不足7小时的睡眠,睡眠时间超过 7 小时对应的高血压患病率更低，对女性尤其如此；吸烟的女性高血压患病率升高了 48% 左右，但男性吸烟组与不吸烟组的患病率基本没有差异；饮酒的男性高血压患病率略高于不饮酒者，而女性恰好相反，但均没有明显差异。

已有研究尚未考察饮酒频率与高血压风险的关联，而表 4-9 则说明同样的饮酒频率对应的男性患病率基本高于女性，其关联性具有性别差异。其中，对男性而言，在达到几乎每天都饮酒的频率之后高血压患病率才有较为明显的上升，其他各组之间几乎没有差异，而女性每周饮酒达 3 次以上高血压患病率即有较为明显的上升。

BMI 及 WHTR 与高血压风险的关系也可能与性别有关。由表 4-9 可知，正常体重的男性与女性高血压患病率几乎没有差异，但其他组的体重水平下，女性患病率均低于男性，且体重偏轻、超重或肥胖对应的高血压患病率均高于正常体重水平的人，这一差异在男性中尤为明显。与 BMI 类似，同样的 WHTR 水平对应的女性高血压患病率低于男性，且相比正常水平的腰围身高比，大于 0.5 时对应的患病率上升明显，女性尤其如此。

第五章　基于传统方法的高血压风险变异来源研究

第一节　单因素分析与多因素分析

（一）单因素分析

首先以是否患有高血压为因变量,性别为自变量(0 表示男性,1 表示女性)进行单因素 logistic 回归。结果发现,相比男性,女性患高血压的风险降低了约 23%。由此表明,男性与女性高血压患病风险确实存在差异,这一差异可能由多种原因引起,因此,本书拟分别对男性与女性探讨高血压的可能病因,不仅有理论意义也具有现实意义。

接下来按性别分层对纵向数据(longitude data)进行单因素 logistic 回归,以分别考察是否患有高血压与吸烟、饮酒、受教育水平、睡眠时间及肥胖等变量的关系。单因素分析显示,无论男性还是女性,年龄增大、居住在城市、吸烟、饮酒频率增加、体重增加及腰围身高比超标均会增加高血压风险,而受教育水平提高与睡眠时间超过 7 小时则会降低高血压风险,但除居住在城市这一因素外,其他因素对高血压发生的作用程度均存在不同程度的性别差异。另外,主要工作类型为脑力劳动与饮酒会增加男性高血压风险,但其对女性却有大致相同程度的保护作用(表 5-1)。

表 5-1　单因素 logistic 分析结果

变量	OR(95%CI)	
	男性	女性
age(岁)	1.79(1.75，1.83)	2.19(2.14,2.25)
edu	0.89(0.88, 0.91)	0.72(0.71,0.74)
jobs	1.25(1.17,1.35)	0.81(0.73,0.91)
residence	1.23(1.17,1.29)	1.24(1.18,1.30)
sleep(小时)	0.86(0.76,0.97)	0.64(0.57,0.72)
smoke	1.06(1.01,1.11)	1.76(1.54,2.01)
drink	1.10(1.05,1.16)	0.88(0.81,0.96)
freq	1.15(1.13,1.18)	1.21(1.14,1.28)
BMI	1.64(1.60,1.68)	1.74(1.69,1.78)
WHTR	3.40(3.21,3.61)	4.36(4.09,4.65)

注:以上变量在 5% 显著性水平下均有统计学意义。

(二)多因素分析

为了进一步排除各种因素的相互作用及混杂因素的影响将以上单因素分析中 $P<0.05$ 和 P 接近 0.05（如 0.06)的变量引入多因素回归中[46]。同时,为避免多重共线性带来的估计结果不稳定,多因素回归时采用逐步回归法筛选变量,$P<0.05$ 表示有统计学意义。为了更为深入地考察每个因素对高血压的作用,在多因素分析中,筛选出最终的因素之后,对多分类变量生成亚变量进行回归,得到最终结果如表 5-2。

表 5-2　多因素 logistic 回归结果

变量	变量说明	男性 OR(95% CI)			女性 OR(95% CI)		
age(岁)	12~	1.00			1.00		
	30~	**1.61**	**(1.17,**	**2.22)**	0.88	(0.27,	2.84)
	45~	**3.46**	**(2.52,**	**4.74)**	1.71	(0.52,	5.58)
	60~100	**6.99**	**(4.91,**	**9.96)**	**5.11**	**(1.42,**	**18.41)**
edu	文盲	1.00			1.00		
	小学	1.00	(0.79,	1.26)	0.54	(0.25,	1.16)
	初中	0.86	(0.69,	1.08)	0.77	(0.39,	1.55)
	高中及中专	0.80	(0.62,	1.03)	0.70	(0.28,	1.76)
	大专及以上	0.72	(0.49,	1.07)	0.58	(0.14,	2.33)
jobs	体力劳动	1.00			1.00		
	脑力劳动	**1.29**	**(1.06,**	**1.58)**	1.98	(0.82,	4.77)
sleep(小时)	<7	1.00			1.00		
	≥7	1.20	(0.95,	1.52)	**5.67**	**(1.63,**	**19.67)**

续表

变量	变量说明	OR(95% CI)			
		男性		女性	
freq	<1 次/月	1.00		1.00	
	1~3 次/月	1.26	(0.93, 1.70)	1.10	(0.55, 2.19)
	1~2 次/周	1.18	(0.89, 1.57)	1.02	(0.49, 2.12)
	3~4 次/周	1.15	(0.84, 1.57)	1.77	(0.74, 4.22)
	儿乎每天	**1.69**	**(1.28, 2.23)**	1.22	(0.56, 2.67)
BMI	<18.5	**0.69**	**(0.47, 0.995)**	1.31	(0.44, 3.93)
	18.5~	1.00		1.00	
	24~	**1.83**	**(1.54, 2.19)**	**2.82**	**(1.58, 5.02)**
	≥28	**3.38**	**(2.58, 4.42)**	**4.37**	**(1.91, 9.99)**
WHTR	≤0.5	1.00	(—, —)	1.00	(—, —)
	>0.5	**1.63**	**(1.38, 1.93)**	**3.43**	**(1.74, 6.78)**

注：加粗表示在 5% 显著性水平下有统计学意义。

　　由表 5-2 看出,除受教育程度与男性或女性高血压患病风险均不存在明显关联外,其他因素与两者的相关性均存在性别差异,它们仅与男性或女性有关联,或者虽与两者均有关联但关联程度存在差别。首先,60 岁及以上、超重、肥胖及腰围身高比超标均会显著增加男性与女性的高血压患病风险,其中,年龄为 60 岁及以上对男性的影响大于女性,而其他因素的影响则恰好相反。

　　其次,相比 12～年龄组,青年组与中年组男性高血压风险分别增加 60％与 150％左右,而从事脑力劳动的男性比从事体力劳动的男性高血压风险增加 29％。相比每月少于 1 次的饮酒频率,男性几乎每天饮酒将使其高血压风险增加 69％,而相比正常体重,体重偏低的男性高血压风险降低约 30％。值得注意的是,本次分析尚未发现以上因素与女性高血压风险存在统计学关联。

　　相比男性,影响女性高血压发生的因素则要少得多。除年龄、超重、肥胖及腰围身高比超标外,仅睡眠持续时间与女性高血压风险显著相关。具体来说,相比小于 7 小时的睡眠,大于或等于 7 小时的睡眠持续时间将使女性高血压风险增加约 4.7 倍,但其与男性则没有明显的关联。

　　有研究认为,睡眠持续时间与高血压的关联不仅与性别有关,还可能与睡眠时间分割点的选择有关。为此,本研究尝试在结合以往研究的基础上[46, 63, 69]按不同的方式对睡眠持续时间进行分组并研究其与男性及女性高血压的关系。结果发现,无论何种划分方式,其他因素与男性(或女性)高血压的关系基本保持不变,均没有发现男性是否患高血压与睡眠持续时间长短的明显关联,而相比 7～8 小时的睡眠,女性 5～7 小时的睡眠时间约使其高血压风险降低 80％,但8～10 小时则可能反而使其风险增加约 1.15 倍(表 5-3)。

表 5-3 不同划分方式下睡眠时间与高血压的关系

划分方式		划分说明	赋值	OR(95% CI)					
				男性			女性		
①	<5	很少	1	1.93	(0.72	5.21)	2.06	(0.17	25.64)
	5~	较少	2	0.82	(0.64	1.05)	**0.12**	**(0.03**	**0.56)**
	7~8	参照	0	1.00			1.00		
	8~	较多	3	1.10	(0.94	1.30)	1.19	(0.70	2.01)
②	<7	较少	1	0.85	(0.67	1.08)	**0.16**	**(0.05**	**0.57)**
	7~10	参照	0	1.00			1.00		
	10~	较多	2	1.19	(0.96	1.48)	0.60	(0.28	1.27)
③	<7	较少	1	0.86	(0.67	1.09)	**0.19**	**(0.05**	**0.66)**
	7~8	参照	0	1.00			1.00		
	8~	较多	2	1.10	(0.93	1.30)	1.19	(0.71	2.01)

续表

划分方式		划分说明	赋值	OR(95% CI)			
				男性		女性	
④	<5	很少	1	1.97	(0.73，5.33)	3.34	(0.25，44.37)
	5～	较少	2	**0.83**	(0.63，1.10)	**0.19**	**(0.04，0.94)**
	7～	参照	0	1.00		1.00	
	8～10	较多	3	1.03	(0.86，1.22)	**2.15**	**(1.11，4.17)**
	10～	很多	4	1.21	(0.94，1.56)	1.09	(0.43，2.72)

注：加粗表示在 5% 显著性水平下有统计学意义。

对比男性与女性的研究结果发现,超重、肥胖及腰围身高比超标是男性与女性高血压发生的共同危险因素,表明它们对预防男性(或女性)高血压发生具有重要的预警意义,而年龄、主要工作类型、睡眠持续时间与饮酒频率对高血压的影响则与性别有关,但受教育水平、城乡状态、是否吸烟或是否饮酒等因素则与男性和女性是否发生高血压没有直接关联。进一步分析发现,相比男性,女性 OR 值的置信区间均更宽,暗示影响女性高血压的因素可能具有更大的不确定性。

第二节　基于面板数据的分析

由于本研究涉及的样本跨越的时间年份较长(23 年),在这期间某些因素的影响可能会随着时间推移而发生变化,若直接对所有样本进行回归有可能掩盖了某些因素的时间效应,为此,本书拟尝试以个体为单位进行面板多因素 logistic 分析。

(一)面板数据描述性统计

本研究资料共得到 20 822 个个体样本,其中男性和女性分别为 9 799 个和 11 023 个样本。其中有些个体由于死亡等原因而退出并以其他个体代替,因此这是非平行面板数据,每个个体对应最小时期仅为 1 年,最大为 9 年(1989—2011 年),平均为 3 年,时间跨度为 23 年。

组内百分比反映变量值随时间推移的稳定性,由表 5-4 看出,无论男性还是女性,residence 变量对应的组内百分比均为 100%,表明该变量在时间上基本恒定,而工作类型(尤

表 5-4　Panel 样本变量分布

变量	赋值	男性(%)			女性(%)		
		总体	组间	组内	总体	组间	组内
hyper	0	72.10	88.06	81.81	77.03	89.98	86.79
	1	27.90	51.95	53.81	22.97	40.68	53.87
age(岁)	0	28.95	49.30	82.8	26.43	50.97	83.98
	1	28.17	40.04	59.05	29.34	37.10	63.05
	2	24.82	33.45	56.9	24.74	30.89	54.95
	3	18.06	22.85	72.04	19.50	22.70	74.16
edu	0	16.70	20.28	70.03	35.52	31.90	82.98
	1	23.06	34.92	65.26	20.74	31.68	66.77
	2	36.92	51.27	74.66	27.34	42.48	77.88
	3	19.65	27.63	72.86	14.22	20.87	77.36
	4	3.68	6.82	67.53	2.19	4.57	68.85

续表

变量	赋值	男性（%）			女性（%）		
		总体	组间	组内	总体	组间	组内
jobs	0	84.14	87.92	93.69	89.66	90.90	96.62
	1	15.86	24.96	70.60	10.34	16.22	75.04
residence	0	67.73	64.31	100.00	67.13	64.35	100.00
	1	32.27	35.69	100.00	32.87	35.65	100.00
sleep(小时)	0	8.48	16.63	48.30	8.66	17.45	47.12
	1	91.52	97.23	94.59	91.34	97.30	94.33
smoke	0	42.20	66.56	73.09	97.20	98.90	98.61
	1	57.80	65.86	77.96	2.80	4.62	53.62
drink	0	44.05	70.80	69.49	90.53	96.59	94.16
	1	55.95	69.71	72.88	9.47	20.19	44.82

续表

变量	赋值	男性（%）			女性（%）		
		总体	组间	组内	总体	组间	组内
freq	0	9.68	22.24	56.70	28.83	40.43	86.06
	1	19.55	40.56	57.37	25.27	34.38	78.55
	2	25.13	46.87	55.88	19.91	26.22	70.52
	3	14.28	29.45	45.65	8.74	11.87	58.09
	4	31.36	38.54	63.54	17.25	17.92	71.54
BMI	0	63.00	75.36	79.25	60.40	74.82	80.19
	1	12.05	25.86	65.04	11.27	23.96	66.23
	2	20.11	32.53	57.41	22.07	31.46	58.94
	3	4.83	8.70	54.93	6.26	9.62	58.10
WHTR	0	62.57	81.00	81.80	52.22	74.77	79.72
	1	37.43	50.27	67.11	47.78	55.12	73.28

其是体力劳动）、睡眠持续时间超过 7 小时及女性不吸烟、不饮酒也相对稳定，但其他变量的取值变化则相对明显。其中，男性吸烟及饮酒行为稳定性高于女性，但女性饮酒频率稳定性高于男性，而两者在是否患有高血压、年龄构成、受教育水平、体重水平及腰围身高比超标水平的稳定性大致相当，均为中等程度的稳定水平。由此初步表明，进行面板 logistic 分析可能要比直接进行多因素 logistic 分析更为合适。

（二）固定效应 logit 分析

固定效应模型和随机效应模型是最为常用的面板数据模型。面板 logistic 模型基本形式见公式（5.1）、（5.2）：

$$\text{logit}(p_{it}) = X'_{it} \times \beta + u_{it} \tag{5.1}$$

$$u_{it} = \nu_i + \varepsilon_{it} \tag{5.2}$$

i 和 t 分别表示截面单元与时间单元（$i = 1, 2, \cdots, N$；$t = 1, 2, \cdots, T$），u_{it} 称为随机扰动项。其中，ν_i 表示那些不随时间改变且通常无法直接观测或难以量化的影响因素，如个人的消费习惯、国家的社会制度等，一般称其为"个体效应"，而 ε_{it} 是随个体与时间而改变的扰动项。对个体效应 ν_i 主要有两种处理方式，即将其视为不随时间改变的固定性因素，相应的模型被称为"固定效应"模型或将其视为随机因素，相应的模型则被称为"随机效应"模型。面板 logistic 模型通常假定干扰项 ε_{it} 为独立同分布（independent and identically distributed，IID）的 logistic 分布，其均值为 0，方差 $\pi(x)$。

当个体效应 ν_i 与某个解释变量 X_{it} 相关时，模型被称为固定效应模型（fixed effects models，FE）。FE 假定每个个体均有一个特定的截距项以反映个体差异，其模型基本形式如式（5.3）所示：

$$\text{logit}(p_{it}) = \nu_i + X'_{it}\beta + \varepsilon_{it} \tag{5.3}$$

FE 有如下两个基本假定：

假定 1：$E[\varepsilon_i \mid X_i, \nu_i] = 0$ or $E[\varepsilon_i \mid X_i] = 0$　(5.4)

假定 2：$\text{var}[\varepsilon_i \mid X_i, \nu_i] = \sigma^2 I_T$ or $\text{var}[\varepsilon_i \mid X_i] = \sigma^2 I_T$

$$\tag{5.5}$$

假定 1 表明干扰项 ε 与解释变量 X 的当期观察值、前期观察值及未来观察值均不相关，即解释变量都是严格外生的。假定 2 即为通常的同方差假设。

FE 可用于估计个体效应，从而有效解决由于不可观测的个体差异引起的遗漏变量问题。然而，若个体单元数 N 比较大，则采用 FE 往往会使参数个数迅速增加，从而自由度损失也较大。

接下来以个体为截面单元，分别对男性与女性拟合固定效应 logistic 模型。为避免固定效应 logit 模型过于复杂从而算法无法收敛的情形，将初步分析发现的不显著的变量删除，即根据第一节的初步分析结果仅分析男性是否患高血压与年龄、受教育水平、主要工作类型、饮酒频率、BMI 和 WHTR 这 6 个变量的关系，而女性仅分析年龄、睡眠时间、BMI 和 WHTR 这 4 个变量（以下随机效应模型也采用类似的做法），最终得到的观测值分别为 4 085 和 3 275 条，模型估计结果如表 5-5 所示。

表 5-5 固定效应 logistic 回归结果

变量	变量说明	OR(95% CI) 男性		OR(95% CI) 女性	
age(岁)	12~	1.00		1.00	
	30~	**1.77**	**(1.21, 2.58)**	**3.07**	**(1.41, 6.71)**
	45~	**3.63**	**(2.34, 5.63)**	**8.86**	**(3.82, 20.54)**
	60~100	**8.31**	**(4.92, 14.04)**	**26.07**	**(10.74, 63.26)**
edu	文盲	1.00		—	
	小学	1.11	(0.78, 1.59)	—	
	初中	1.16	(0.76, 1.76)	—	
	高中及中专	0.95	(0.52, 1.71)	—	
	大专及以上	0.59	(0.26, 1.34)	—	
jobs	体力劳动	1.00		—	
	脑力劳动	0.98	(0.72, 1.33)	—	
sleep(小时)	<7	—		1.00	
	≥7	—		0.94	(0.71, 1.23)

续表

变量	变量说明	男性 OR	男性(95% CI)	女性 OR	女性(95% CI)
freq	<1 次/月	1.00	—	—	—
	1~3 次/月	0.97	(0.69, 1.38)	—	—
	1~2 次/周	**0.69**	**(0.48, 0.98)**	—	—
	3~4 次/周	0.76	(0.52, 1.10)	—	—
	几乎每天	0.97	(0.68, 1.40)	—	—
BMI	<18.5	0.98	(0.61, 1.57)	1.25	(0.75, 2.09)
	18.5~	1.00	—	1.00	—
	24~	**1.65**	**(1.29, 2.10)**	**1.60**	**(1.23, 2.08)**
	≥28	**2.89**	**(1.87, 4.49)**	**4.51**	**(2.79, 7.27)**
WHTR	≤0.5	1.00	—	1.00	—
	>0.5	**1.84**	**(1.51, 2.24)**	**1.71**	**(1.37, 2.14)**

注:加粗表示在 5% 显著性水平下有统计学意义。

对比表 5-2 与表 5-5 发现,无论男性还是女性,加入不随时间改变的个体效应后,模型筛选出的高血压危险因素及其对应的估计值均发生了变化,而参数估计的置信区间大都变得更宽,意味着模型估计的不确定性增加。其中,对男性而言,考虑了个体效应的影响后,主要工作类型与每天饮酒的危险作用及体重偏低的保护作用变得不显著,但每周饮酒 1～2 次使其患高血压风险降低约 30%;而年龄(尤其是老年组)与腰围身高比超标的危险作用程度略有加大,超重与肥胖的危险作用则略有下降;但男性受教育水平仍然与其是否患高血压没有直接关系。

对女性而言,考虑了个体效应的影响后,睡眠持续时间超过 7 小时不再对其患有高血压有危险作用,超重及腰围身高比超标的危险作用明显降低,肥胖的危险作用略有提升,而受教育水平的高低仍然与女性是否患有高血压没有直接关系。尤其需要注意的是,控制个体效应的影响后,相比 12～年龄组,30～及 45～年龄组的女性高血压风险的增加有统计学意义,分别增加 2 倍与 7.9 倍,而 60～年龄组女性的危险作用由 4 倍急剧增至 25 倍,从而使年龄对女性的危险作用远大于男性。

(三)随机效应 logit 分析

当个体效应 ν_i 与所有解释变量 X_{it} 都不相关时,模型 (5.1)、(5.2)被称为随机效应模型(random effects models, RE)。与 FE 不同的是,RE 假定所有的个体具有相同的截距项,而个体效应 ν_i 是随机变量,其个体差异主要通过随机扰动项来反映,因此 RE 通常也被称为"误差成分模型"。RE 的重要目的之一在于,基于方差成分模型的基本思想分离出方差中的长期成分和短期成分,因此,其个体效应可以随时间而改变。

事实上，RE 可以视为 FE 的一个拓展，其在 FE 的假定 1 及假定 2 的基础上增加了以下 3 个假定：

假定 3：个体效应 ν_i 服从 IID 的正态分布，其均值为 0，方差为 σ_ν^2。

假定 4：个体效应 ν_i 与所有解释变量 X_{it} 都不相关。

假定 5：个体效应 ν_i 与干扰项 ε_{it} 相互独立。

在以上假定的基础上，随机效应 logistic 模型通常采用极大似然法拟合。尽管假定 ε_{it} 不同时期不存在相关性，但由于个体特征 ν_i 的存在，同一个体不同时期的随机扰动项 u_{it} 与 $u_{is}(s \neq t)$ 之间存在自相关，即

$$\mathrm{cov}(u_{it}, u_{is}) = \begin{cases} \sigma_\nu^2 & \text{if } i=j, t \neq s \\ \sigma_\nu^2 + \sigma_\varepsilon^2 & \text{if } i=j, t=s \end{cases} \tag{5.6}$$

从而序列相关系数 ρ 可用如下公式计算

$$\rho = \mathrm{corr}(u_{it}, u_{is}) = \begin{cases} \dfrac{\sigma_\nu^2}{\sigma_\nu^2 + \sigma_\varepsilon^2} & \text{if } i=j, t \neq s \\ 1 & \text{if } i=j, t=s \end{cases} \tag{5.7}$$

由式(5.6)、式(5.7)看出，不同截面单元的协方差 cov(u_{it}, u_{is}) 与相关系数 ρ 均为 0，且这一相关系数 ρ 在不同时期固定不变。

接下来以个体为截面单元，分别对男性与女性拟合随机效应 logistic 模型。为避免随机效应 logit 模型过于复杂从而算法无法收敛的情形，采用与固定效应 logit 模型类似的做法，仅分析男性是否患高血压与年龄、受教育水平、主要工作类型、饮酒频率、BMI 和 WHTR 这 6 个变量的关系，而女性仅分析年龄、睡眠时间、BMI 和 WHTR 这 4 个变量，得到男性和女性的观测值分别为 11 262 和 13 674 条，模型估计结果如表 5-6 所示。

表 5-6 随机效应 logistic 回归结果

变量	变量说明	OR(95% CI)				
		男性			女性	
age(岁)	12~	1.00			1.00	
	30~	1.81	(1.42, 2.30)		4.34	(2.96, 6.37)
	45~	4.72	(3.68, 6.06)		20.57	(13.96, 30.31)
	60~100	12.90	(9.60, 17.32)		106.85	(70.92, 160.97)
edu	文盲	1.00			—	—
	小学	0.94	(0.76, 1.17)		—	—
	初中	0.84	(0.68, 1.04)		—	—
	高中及中专	0.73	(0.57, 0.94)		—	—
	大专及以上	0.65	(0.45, 0.96)		—	—
jobs	体力劳动	1.00			—	—
	脑力劳动	1.29	(1.06, 1.55)		—	—
sleep(小时)	<7	—	—		1.00	
	≥7	—	—		0.89	(0.72, 1.10)

续表

变量	变量说明	OR(95% CI) 男性		OR(95% CI) 女性	
freq	<1 次/月	1.00	—	1.00	—
	1~3 次/月	1.09	(0.85，1.41)	—	—
	1~2 次/周	0.94	(0.74，1.21)	—	—
	3~4 次/周	1.00	(0.77，1.31)	—	—
	几乎每天	**1.41**	**(1.11，1.80)**	—	—
BMI	<18.5	**0.72**	**(0.53，0.99)**	0.79	(0.57，1.09)
	18.5~	1.00	—	1.00	—
	24~	**1.99**	**(1.69，2.35)**	**1.86**	**(1.56，2.21)**
	≥28	**4.39**	**(3.36，5.74)**	**6.17**	**(4.76，8.02)**
WHTR	≤0.5	1.00	—	1.00	—
	>0.5	**1.92**	**(1.65，2.23)**	**2.16**	**(1.83，2.57)**

注：加粗表示在 5% 显著性水平下有统计学意义。

对比表 5-2 与表 5-6 发现,加入随时间改变的个体效应后,模型筛选出的高血压危险因素变化不大,但其对应的估计值大都发生了变化。具体而言,对男性而言,考虑了个体异质性的影响后,受教育水平与其是否患有高血压的相关性具有统计学意义,即相比文盲组,高中及以上的文化程度使其高血压风险降低约 30%,年龄增长、肥胖及腰围身高比超标对高血压的危险作用有不同程度的上升,而每天饮酒的危险作用略有下降,但主要工作类型为脑力劳动、体重偏轻及超重的影响基本保持不变。

对女性而言,相比 12~年龄组,30~及 45~年龄组的女性患高血压的增加也有统计学意义,分别增加 3.3 倍、19.6 倍,而 60~年龄组女性的危险作用由 4 倍急剧增至 106 倍,睡眠持续时间超过 7 小时的危险作用不再具有统计学意义。女性肥胖的危险作用有大幅提升,但其超重及腰围身高比超标的危险作用却明显下降,与男性的变化趋势明显不同。

对比表 5-2、表 5-5 及表 5-6 发现,加入个体效应后,参数估计的不确定性增强,对估计结果产生的影响也较为明显,尤其对女性而言。若没有考虑个体异质性的影响,仅老年女性高血压风险增加,且年龄的影响明显小于男性,但当模型加入个体效应后,尤其是随时间发生改变的个体效应之后,年龄对女性的危险作用凸显了出来,使其对女性的危险作用反而超越了男性。同时,加入个体效应项后,睡眠持续时间与女性高血压的关联性不再具有统计学意义,且若个体效应随时间而发生变化,模型能够识别出高中及以上文化程度对男性发生高血压的保护作用。由此表明,由于个体异质性的存在,将所有观测值作为独立的观测直接进行 logistic 回归的做法可能遗漏重要变量,据此进行统计推断可能得出错误的结论。

（四）混合 logit 分析

若将面板数据看成截面数据进行回归，则面板 logit 模型公式(5.1)、(5.2)退化为：

$$\mathrm{logit}(p_i) = \nu + X_i'\beta + \varepsilon_i \qquad (5.8)$$

模型(5.8)可以理解为将 FE 中的个体效应 ν_i 平均掉了，因此也称为总体平均模型（population-averaged model，PA），是 FE 的一种极端化形式。PA 与第一节的 logistic 分析均忽略了时间效应，不同的是，前者依据某一标志将观测值分组使组内观测之间相关而不同组之间相互独立，然后估计参数；而后者将每条观测均看成相互独立的个体进行估计。

分别对男性与女性采用 PA 模型，因加入居住地、吸烟及饮酒这三个变量后，模型无法收敛，故将这三个变量删除，而第一节的分析也表明这三个因素与是否患高血压没有直接关系，因此这里仅考察是否患有高血压与年龄、受教育水平、主要工作类型等 7 个变量的关系，得到男性和女性的观测值分别为 5 171 与 760 条，模型估计结果见表 5-7。

表 5-7 混合 logistic 回归结果

变量	变量说明	OR(95% CI)				
		男性			女性	
age(岁)	12~	1.00			1.00	
	30~	1.67	(1.21,	2.30)	0.89	(0.28, 2.85)
	45~	3.48	(2.52,	4.80)	1.70	(0.52, 5.53)
	60~100	7.27	(5.07,	10.44)	5.09	(1.42, 18.29)
edu	文盲	1.00			1.00	
	小学	1.01	(0.79,	1.28)	0.55	(0.26, 1.18)
	初中	0.89	(0.70,	1.13)	0.78	(0.39, 1.56)
	高中及中专	0.84	(0.64,	1.11)	0.69	(0.27, 1.74)
	大专及以上	0.70	(0.46,	1.05)	0.56	(0.14, 2.28)
jobs	体力劳动	1.00			1.00	
	脑力劳动	1.30	(1.05,	1.59)	2.01	(0.83, 4.86)
sleep(小时)	<7	1.00			1.00	
	≥7	1.15	(0.91,	1.45)	5.58	(1.62, 19.22)

续表

变量	变量说明	OR(95% CI)			
		男性		女性	
freq	<1 次/月	1.00		1.00	
	1~3 次/月	1.28	(0.95, 1.72)	1.10	(0.55, 2.19)
	1~2 次/周	1.18	(0.88, 1.56)	1.03	(0.50, 2.13)
	3~4 次/周	1.17	(0.86, 1.59)	1.77	(0.74, 4.23)
	几乎每天	**1.69**	**(1.28, 2.23)**	1.21	(0.55, 2.66)
BMI	<18.5	0.70	(0.48, 1.03)	1.32	(0.44, 3.94)
	18.5~	1.00		1.00	
	24~	**1.77**	**(1.48, 2.12)**	**2.80**	**(1.57, 4.99)**
	≥28	**3.18**	**(2.41, 4.19)**	**4.38**	**(1.91, 10.03)**
WHTR	≤0.5	1.00		1.00	
	>0.5	**1.68**	**(1.42, 1.99)**	**3.41**	**(1.73, 6.72)**

注：加粗表示在 5% 显著性水平下有统计学意义。

由于 PA 将个体效应平均掉了,因此所得结果与直接将所有观测值进行 logistic 回归大致相同。不同的是,尽管在 PA 模型中体重偏低对应的 OR 值与直接进行 logistic 回归得到的大致相同,但其保护作用不再具有统计学意义。

第三节　模型比较

(一)固定效应与随机效应

FE 与 RE 最主要的区别在于对个体效应的处理方式不同,然而,在实际应用中,我们到底应当假设个体效应在时间上固定还是假定其为随时间而变化的随机变量? 从单纯的应用角度而言,RE 可能更为合适,因为 FE 往往损失过多的自由度,尤其当截面单元数目很多时。但 RE 必须假定个体效应 ν_i 与所有解释变量均不相关,即以模型正确设定为前提,一旦模型设定时遗漏重要的变量,将会导致个体效应 ν_i 与某个或某些解释变量产生相关性,违背了模型的基本假定,从而导致得到的估计量与真实值不一致的结果。因此,有研究者提出,可以根据两者的假设条件是否满足来区分 FE 与 RE,最为常用的方法即为 Hausman 检验。

Hausman 检验的基本思想是,若 $\text{cov}(\nu_i, X_{it}) = 0$,则 FE 和 RE 都是一致的,但 RE 更有效;若 $\text{cov}(\upsilon_i, X_{it}) \neq 0$,则 FE 仍然是一致的,但 RE 是有偏的。因此,如果原假设成立,则 FE 与 RE 估计量将共同收敛于真实的参数值;反之,两者的差距过大,则倾向于拒绝原假设,选择 FE。需要指出的是,Hausman 检验可能过于保守,因为在多数情况下,其倾向于拒绝随机效应 RE 的原假设。尽管如此,在实际应用中,研究者通常同时给出 FE 和 RE 的估计结果并比较两者的差异。

事实上，关于 FE 与 RE 孰优孰劣的看法不一致。有研究者认为试图区分 FE 与 RE 本身就是错误的，因为两者根本不具有可比性；也有研究者认为，应当根据研究目的来决定选用哪种模型，若主要目的在于估计模型的参数，而在模型中截面单元数目不是很大的情况下，采用 FE 是个不错的选择，而当我们对模型中的误差成分进行分析以分离出方差中的长期成分和短期成分时，只能采用 RE；也有观点认为，当样本来自一个较小的母体时，应当使用 FE，反之则用 RE。

接下来，在以上固定效应 logit 与随机效应 logit 模型估计结果的基础上分别对男性与女性进行 Hausman 检验。结果发现，无论男性还是女性，均拒绝 RE 的原假设。因此，Hausman 检验认为，对于本研究而言，FE 可能是更为合适的选择。然而，由于本研究跨越了 23 年，在这期间不可观测的个体效应很可能发生了变化，而且，本研究旨在考察生活方式与个体是否患有高血压的关系，被调查群体相对于母体而言仍然是个很小的样本，此时可以认为不同个体之间存在的不可观测的异质性是随机的。因此，尽管 Hausman 检验选择 FE，结合本书研究目的等因素，我们倾向于认为 RE 的结果可能更为合适。

（二）混合效应与随机效应

事实上，序列相关系数 ρ 还可以理解为随机效应模型的随机扰动项的总体变异中由面板水平方差（panel-level variances）成分贡献的比例。当 ρ 取值为 0 时，表示面板水平方差成分不重要，此时面板估计量与混合估计量没有差别,当 ρ 取值越大,则表明面板水平变异贡献度越大,从而个体效应越重要。在实际应用中,通常采用似然比检验(likelihood ratio test,LR)(其原假设为 $\rho = 0$)来比较混合 logit 估计量与面板 logit 估计量是否存在显著差异,从而决定采用哪种模型更为合适。

接下来,分别对男性与女性随机效应模型得到的序列相关系数 ρ 的估计值进行似然比检验。结果发现,其估计值(95% CI)分别为 0.37(0.33,0.41)、0.51(0.47,0.55),两者均通过了 LR 检验,表明面板估计量与混合估计量的差别显著,个体效应相对重要,尤其是女性。因此,综合 LR 检验结果及本书的研究目的等多种因素,我们最终选择 RE 模型的估计结果。

相比截面数据或单纯的时间序列数据,面板数据包含的信息量更大,提高了估计的精度,且其便于控制个体异质性从而能够克服截面分析中出现的遗漏变量等问题。然而,由于社会规范和心理行为模式等因素的存在,空间相关性(spatial dependence)可能会成为任何微观计量面板数据模型的一个问题,即使截面单元(如个体或公司)是通过随机选择得到。为此,接下来我们尝试对经典的贝叶斯疾病制图模型(BYM 与 SCM)进行适当拓展,从区域维度与时间维度建模分析,考察高血压患病风险的空间变异与时间变异,并探讨其背后的可能原因。

第六章　高血压时空分布特征及其演化规律研究——空间模型

第一节　标化患病比与空间自相关

（一）标化患病比分析

利用 ArcGIS 10.1 绘制江苏等 7 个省的矢量图,然后将其导入 OpenBUGS 3.2.3,用于生成空间相邻矩阵与绘制变量的空间分布,如图 6-1 所示。

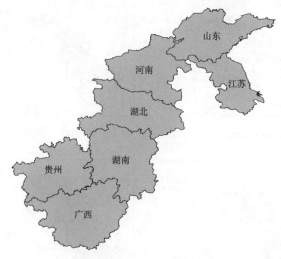

图 6-1　调查省份行政区域图

为观察高血压风险随时间变化的趋势,这里我们考察

1991 至 2011 年期间这 7 个省的 SPR 水平,如图 6-2 所示。
需要指出的是:①1989 年是 CHNS 调查的第一年,样本量相
对较少,可能导致区域汇总的指标不稳定,因此在本章以及
第七章中均不考察这一年份,从而研究期间跨度为 1991 年
至 2011 年;②本书考察的是按年龄调整的 SPR,以消除不同
地区年龄结构不同对患病比的影响,其标化过程采用各年份
对应的 7 个省总体年龄结构为标准人口的内部标化法。

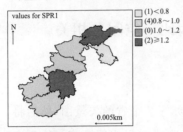

A1.1991 SPR,male

B1.1991 SPR,female

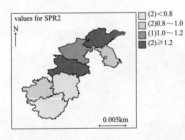

A2.1993 SPR,male

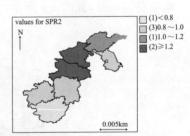

B2.1993 SPR,female

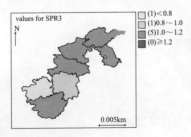

A3.1997 SPR,male

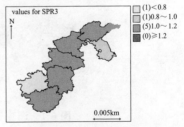

B3.1997 SPR,female

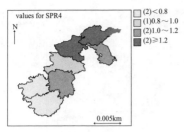

A4.2000 SPR, male

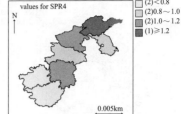

B4.2000 SPR, female

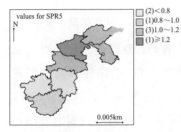

A5.2004 SPR, male

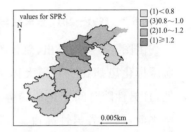

B5.2004 SPR, female

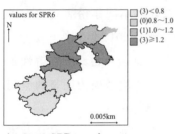

A6.2006 SPR, male

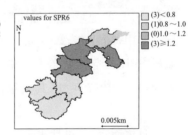

B6.2006 SPR, female

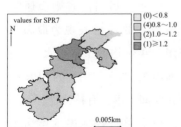

A7.2009 SPR, male

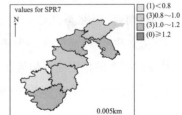

B7.2009 SPR, female

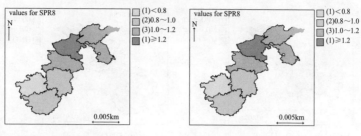

A8.2011 SPR，male   B8.2011 SPR，female

图 6-2　1991－2011 年男性与女性高血压 SPR 的空间分布

由图 6-2 可以看出，总体而言，12 岁以上男性与女性高血压标化患病比（SPR）大体呈现为东、中部较高而西部较低，且男性随时间变化的趋势较女性明显。具体而言，2000 年之前，河南省男性高血压 SPR 有明显的随时间上升的趋势，随后始终稳定在较高水平，而女性的表现则较不稳定。而且，SPR 的地域差异与性别差异在不同年份表现略有不同。其中，1997 年、2004 年、2006 年与 2011 年男性与女性高血压 SPR 的空间分布大体相同，而其余年份则存在着性别差异，且除 1997 年外，其余年份 SPR 均呈现为明显的空间格局。

具体而言，从男性来看，2000 年之前，山东省 SPR 基本处于大于 1.2 的最高水平，但 2000 年之后河南省则稳居第一，而湖南、湖北与江苏 3 个省仅在个别年份表现为最高水平；从女性来看，河南省 SPR 在多个年份均处于最高水平，但其在时间上的稳定性不如男性，而山东、湖南与湖北的 SPR 在个别年份也处于最高水平，但其在时间上不具有持续性。

需要说明的是，尽管 SPR 能够简单直观地展示疾病风险的空间分布，是疾病风险（RR）的无偏估计，且本书经年龄调整的 SPR 消除了不同区域年龄结构的干扰，使得区域间疾病风险的比较更为客观。但 SPR 也存在着一些不足:首先,作为比值,SPR 具有内在的不稳定性,其极端值很可能仅仅是由于分母的微小变动引起的,从而容易产生误导性结果;其次,标准人口的选定缺乏统一标准,尤其当涉及多个年份时,变得较为复杂;最后,SPR 假定各区域间相互独立,没有考虑相邻区域相对风险的相似性,容易受到偶然变动的影响,不利于区分偶然变异与真实变异,尤其在小区域或罕见疾病研究中。

(二)空间自相关分析

研究变量是否存在空间相关性是决定空间模型能否得到有意义的结果的关键要素。因此,本研究在利用分层贝叶斯模型进行时空分析之前首先要验证高血压患病率是否存在空间相关性。

根据全局 Moran 指数对高血压患病率进行空间自相关性分析,结果发现,大部分年份的高血压患病率存在集群特征(p 值小于 0.05),由此表明进行空间(或时空)建模的必要性,如表 6-1 所示。

表 6-1　1991—2011 年高血压患病率的全局空间相关分析结果

年份	Moran'I	p
1991	−0.091 1	0.037
1993	0.500 2	0.042
1997	0.034 4	0.227
2000	0.127 0	0.216
2004	0.398 6	0.044
2006	0.473 9	0.047
2009	0.061 6	0.269
2011	0.692 5	0.012

第二节　BYM 模型

（一）先验参数的选择

随机效应先验指定的复杂性很大程度上取决于超参数的先验设定，其中最为常用的为条件共轭伽玛分布。尽管有研究者指出，这一做法并不总是合适的[14, 32]，但其简洁的数学特性使抽样更为容易，也简化了计算。同时，精度的大小对模型的运行及估计结果可能产生重大影响，如 Waller（1997）认为精度提高会加快 MCMC 算法的运行速度，但精度过高也可能带来似然函数和先验假定不一致的风险[9]，而 Ashby（2006）、Gustafson（2006）和 Gelman（2006）则分别表明了大样本下统计推断对方差成分先验分布选择的稳健性与小样本下统计推断对无信息先验分布的敏感性[8, 14, 25]。考虑到本书的样本量较小（每个年份仅有 7 个区域），且所研究疾病为非罕见疾病，已有研究结论是否适用有待验证。

为此，本研究接下来以 1991 年男性高血压数据为例详细考察精度参数先验分布的选择对 MCMC 算法运行及统计推断（这里监测变量为 $RR[i]$、τ、$RR.\alpha$ 及 fraction）的影响。

为尽量避免初始值对 MCMC 收敛行为可能产生的影响[10]，本书分析采用两条链，其中一条链的初始值由试运行长度为 100 000 的马尔可夫链得到，（为了减少自相关性，每隔 10 步取样），其中前 50 000 为预迭代，后 50 000 用于试运行参数的设置；而另一条链长度与步长的设置相同，但其初始值的设置与第一条链尽可能离散。

由表 6-2 看出，当精度降低、方差增大时，模型收敛性变差。尤其是当精度参数值由紧密信息先验(精度大于或等于1)降为弱信息先验(精度较小,如 0.1)或模糊先验(精度很小,如 0.001)时,出现了负的 DIC 或 pD 值或两者均为负值,表明对精度参数的先验假定与数据出现了冲突。同时,当精度参数设定为紧密信息先验时,所监测变量几乎不存在自相关,表明在此情形下通过每隔 10 步取样能够较为有效地消除样本间的相关性,但当精度参数设定为无信息先验或模糊先验时,监测变量间存在较强的相关性(尤其是 RR.α 与 τ)。

从收敛性来看,显然弱信息先验或模糊先验情形下监测变量整体收敛性较差,这与我们精度参数的先验假定与数据出现了冲突的预期一致;而 τ_s 与 τ_u 均为紧密信息先验时,DIC 值变动不大,表明模型整体拟合效果大致相当,但 τ_s 与 τ_u 不同的精度组合对收敛性也有影响。当 τ_s 大于 τ_u 时,模型整体收敛性较差,尤其对 τ_s 与 f;当 τ_s 与 τ_u 相同时,精度提高导致 τ_s 收敛性变差而 τ_u 反而提高;当 τ_s 小于 τ_u 时,τ_s 的收敛性较好而 τ_u 则相对较差,但 τ_u 精度由较高水平(均值为1000)降为中等水平(均值为 100),其收敛性提高,但这导致 τ_s 的收敛性变差。总之,τ_s 与 τ_u 可能存在着此消彼长的关系,精度提高更有利于 τ_u 的收敛,而不利于 τ_s 的收敛。

表 6-2　先验分布参数的选择,男性(1991 年)

	先验类型	DIC(pD)	自相关,收敛性
case 1 $\tau_s \sim$ gamma(0.5, 0.005) $\tau_u \sim$ gamma(0.5, 0.005)	紧密先验 紧密先验	54 (3.2)	几乎没有,整体较差

续表

	先验类型	DIC(pD)	自相关，收敛性
case 2 $\tau_s \sim$ gamma(0.005,0.000 5) $\tau_u \sim$ gamma(0.5,0.005)	紧密先验 紧密先验	57 (6.1)	几乎没有，τ 收敛性较差，尤其是 τ_u
case 3 $\tau_s \sim$ gamma(0.005,0.005) $\tau_u \sim$ gamma(0.005,0.005)	紧密先验 紧密先验	55 (4.6)	几乎没有，较好（除 τ_u）
case 4 $\tau_s \sim$ gamma(0.5,0.000 5) $\tau_u \sim$ gamma(0.005,0.00 5)	紧密先验 紧密先验	54 (3.2)	几乎没有，整体较差，尤其 τ_s 与 f
case 5 $\tau_s \sim$ gamma (0.005,0.005) $\tau_u \sim$ gamma(0.5,0.005)	紧密先验 紧密先验	54 (3.2)	几乎没有，RR.α 与 τ_s 收敛性较差
case 6 $\tau_s \sim$ gamma(0.005,0.005) $\tau_u \sim$ gamma(0.5,0.000 5)	紧密先验 紧密先验	54 (2.4)	几乎没有，基本收敛（除 τ_u 外）
case 7 $\tau_s \sim$ gamma(0.5,0.000 5) $\tau_u \sim$ gamma(0.5,0.000 5)	紧密先验 紧密先验	57 (5.5)	RR.α 与 τ_u 弱，基本收敛（除 τ_s 与 f）
case 8 $\tau_s \sim$ gamma(0.5, 5) $\tau_u \sim$ gamma(0.5, 5)	弱信息先验 弱信息先验	-413 (-464)	较强，整体较差
case 9 $\tau_s \sim$ gamma(0.5, 500) $\tau_u \sim$ gamma(0.5, 500)	模糊先验 模糊先验	$-27\,200$ ($-27\,250$)	较强，整体较差

	先验类型	DIC(pD)	自相关,收敛性
case 10 $\tau_s \sim \text{gamma}(0.5, 500)$ $\tau_u \sim \text{gamma}(0.5, 5)$	模糊先验 弱信息先验	$-4\,059$ $(-4\,109)$	较强,整体较差
case 11 $\tau_s \sim \text{gamma}(0.5, 5)$ $\tau_u \sim \text{gamma}(0.5, 500)$	弱信息先验 模糊先验	-814 (-865)	较强,整体较差
case 12 $\tau_s \sim \text{gamma}(0.005, 005)$ $\tau_u \sim \text{gamma}(0.5, 5)$	紧密先验 弱信息先验	1.8 (-48.6)	弱(RR.α 强),RR.α 与 τ_s 收敛性较差
case 13 $\tau_s \sim \text{gamma}(0.5, 5)$ $\tau_u \sim \text{gamma}(0.005, 0.005)$	弱信息先验 紧密先验	48 (-2.8)	弱,RR.α 与 τ_u 收敛性较差,
case 14 $\tau_s \sim \text{gamma}(0.005, 005)$ $\tau_u \sim \text{gamma}(0.5, 500)$	紧密先验 模糊先验	0.27 (-50)	较强,整体较差
case 15 $\tau_s \sim \text{gamma}(0.5, 500)$ $\tau_u \sim \text{gamma}(0.005, 0.005)$	模糊先验 紧密先验	-63 (-113)	较强,整体较差

注：τ_s 是 τ_{spatial} 的简写。

接下来,尝试借鉴 Yan(2006)[34] 的做法,即将 log(SPR) 的样本方差的逆作为精度参数 τ 的均值 a/b 的猜想,且用小的 b 值(这里尝试用 0.000 5 与 0.001)反映对这一先验猜想信心不足。结果出现负的 pD 及 DIC 值,表明本书对精度参数的先验猜想和数据之间有很大的冲突或者后验均值是一个不好的估计量（如对称双峰分布）。进一步对精度参数采用紧密信息先验分布，结果发现得到的 pD 与 DIC 值均为正值且精度参数的核密度并不是呈现对称的双峰，因此可以认为，本书不适合将 SPR 的离散度作为精度参数的先验猜想，这可能与本书样本量较小有关。

接下来，对 1991 年女性高血压数据也做类似的分析。由于女性 SPR 空间（与时空）变异明显小于男性（图 6-3），因此，其适合的精度水平也可能与男性不同。为此，这里对女性也考虑了表 6-2 中的 15 种情形，便于与男性对比分析，结果见表 6-3。

表 6-3 先验分布参数的选择，女性（1991 年）

	先验类型	DIC(pD)	自相关，收敛性
case 1 $\tau_s \sim$ gamma(0.5, 0.005) $\tau_u \sim$ gamma(0.5, 0.005)	紧密先验 紧密先验	46 (−4.3)	f 弱自相关，RR.α 与 τ_u 收敛性较差
case 2 $\tau_s \sim$ gamma(0.005, 0.000 5) $\tau_u \sim$ gamma(0.5, 0.005)	紧密先验 紧密先验	52 (2.1)	f 弱自相关，除 τ_u 外整体收敛性较好
case 3 $\tau_s \sim$ gamma(0.005, 0.005) $\tau_u \sim$ gamma(0.005, 0.005)	紧密先验 紧密先验	37 (−13.3)	f 弱自相关，除 τ_u 外整体收敛性较好
case 4 $\tau_s \sim$ gamma(0.5, 0.0005) $\tau_u \sim$ gamma(0.005, 0.005)	紧密先验 紧密先验	53 (3.3)	f 弱自相关，整体较差，尤其 τ 与 f

续表

	先验类型	DIC(pD)	自相关,收敛性
case 5 $\tau_s \sim$ gamma $(0.005, 0.005)$ $\tau_u \sim$ gamma $(0.5, 0.005)$	紧密先验 紧密先验	39 (-11.3)	几乎没有,基本收敛,但 f 出现了双峰分布
case 6 $\tau_s \sim$ gamma $(0.005, 0.005)$ $\tau_u \sim$ gamma $(0.5, 0.0005)$	紧密先验 紧密先验	53.3 (3.0)	几乎没有,基本收敛
case 7 $\tau_s \sim$ gamma $(0.5, 0.0005)$ $\tau_u \sim$ gamma $(0.5, 0.0005)$	紧密先验 紧密先验	48 (-2.4)	τ 与 f 弱自相关,τ 与 f 收敛较差
case 8 $\tau_s \sim$ gamma $(0.5, 5)$ $\tau_u \sim$ gamma $(0.5, 5)$	弱信息先验 弱信息先验	-212 (-262)	较强,整体较差
case 9 $\tau_s \sim$ gamma $(0.5, 500)$ $\tau_u \sim$ gamma $(0.5, 500)$	模糊先验 模糊先验	$-24\ 110$ $(-24\ 160)$	较强,整体较差
case 10 $\tau_s \sim$ gamma $(0.5, 500)$ $\tau_u \sim$ gamma $(0.5, 5)$	模糊先验 弱信息先验	$-3\ 305$ $(-3\ 355)$	较强,整体较差
case 11 $\tau_s \sim$ gamma $(0.5, 5)$ $\tau_u \sim$ gamma $(0.5, 500)$	弱信息先验 模糊先验	$-9\ 558$ $(-9\ 608)$	较强,整体较差

	先验类型	DIC(pD)	自相关,收敛性
case 12 τ_s gamma(0.005,005) $\tau_u \sim$ gamma(0.5,5)	紧密先验 弱信息先验	33 (−16.4)	弱（RR. α 强），整体较差
case 13 τ_s gamma(0.5,5) $\tau_u \sim$ gamma(0.005,0.005)	弱信息先验 紧密先验	−70 (−120)	弱,RR.α 与 τ 收敛性较差
case 14 $\tau_s \sim$ gamma(0.005,005) $\tau_u \sim$ gamma(0.5,500)	紧密先验 模糊先验	−16 (−65.6)	较强,整体较差
case 15 $\tau_s \sim$ gamma(0.5,500) $\tau_u \sim$ gamma(0.005,0.005)	模糊先验 紧密先验	−11360 (−11410)	较强,整体较差

注:τ_s 是 τ_{spatial} 的简写。

由表 6-3 看出,不同的 τ_s 与 τ_u 精度组合对 MCMC 算法运行及统计推断的影响在男性与女性数据集之间既有相似也有区别。相同的是,大体而言,随着精度由紧密信息先验变为弱信息先验或模糊先验时,出现了负的 DIC 或 pD 值或两者均为负值,即先验假定与数据出现了冲突,从而导致整体收敛性变差。不同的是,在紧密信息先验下,不同精度的模型对拟合女性数据集影响不大,但其仅在情形 2、情形 4 与情形 6 下取得大致相当的较好结果,当 τ_s 与 τ_u 相同或 τ_s 远小于 τ_u 时先验假定与数据也出现了冲突。由此表明,对女性数据集而言,精度的选择应当更为谨慎,这可能是由于 SPR 空间(与时空)变异较小,为模型参数的贝叶斯学习提供的信息量更少。同时,尽管相比弱信息先验或模糊先验,紧密信息先验得到的经验方差比的自相关性明显减弱,但仍然存在,暗示可能需要增加马尔可夫链的步长。

总之,本研究表明对于中等的 SPR 值,τ_s 与 τ_u 均为紧密信息先验的精度组合,可以产生较好的收敛性结果,而模糊先验或弱信息先验会导致先验假定与数据出现较大的冲突,无法用于统计推断,验证了 MacNab(2014)关于 BYM 基本模型应当采用紧密信息先验才能够识别 u_i 与 s_i 的结论[12],也与 Eberly(2000)[10] 的研究结论基本一致。Eberly 认为这是由于对于较大的 SMRs,u_i 与 s_i 可解释的部分相对很少,从而只有采用紧密信息先验才能够导致较快的收敛结果,而本书对 SPR 的分析也验证了这一点。因此,当 SPR 整体水平提高或其空间(或时空)变异减小时,精度参数的选择应当更为谨慎。最后需要指出的是,在实际应用中,通常很难同时对所有监测变量均达到较好的收敛效果,因此,一般不要求所有变量都收敛,但关注的变量必须收敛[10]。

(二)模型诊断与敏感性分析

以下图 6-3 与图 6-4 分别给出了 1991 年我国 7 省份男性与女性高血压 RR 的自相关性。由此看出,各变量几乎不存在自相关性,表明本书以 10 为步长能够较为有效地消除马氏链样本间的相关性,由此也从侧面反映出本书选择的先验分布是合理的,使模型参数具有较好的收敛性。

图 6-5 与图 6-6 分别列出 1991 年我国 7 省份男性与女性高血压 RR 的收敛性。由 Brooks 和 Gelman 统计量看出,各监测变量的 MPSRF 基本在 1 附近波动,表明这两条马氏链有良好的混合性,模型基本达到收敛状态,因此可用于统

计推断。这与自相关性给出的结果相符,而图 6-7 与图 6-8 各省份男性与女性 RR 的动态轨迹基本实现了快速混合也说明了这点。最后,本节的分析也表明,本书对精度参数采用 $\tau_s \sim \mathrm{gamma}(0.005, 0.005)$, $\tau_u \sim \mathrm{gamma}(0.5, 0.0005)$ 拟合男性与女性数据集使模型具有较好的混合性与收敛性。

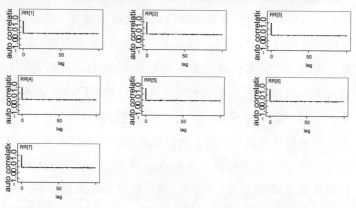

图 6-3　1991 年我国 7 省份男性高血压 RR 的自相关性

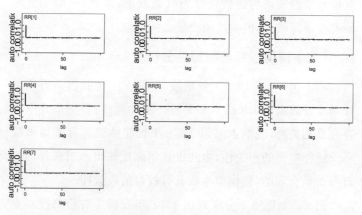

图 6-4　1991 年我国 7 省份女性高血压 RR 的自相关性

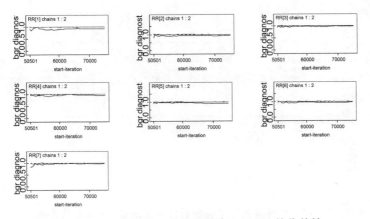

图 6-5　1991 年我国 7 省份男性高血压 RR 的收敛性

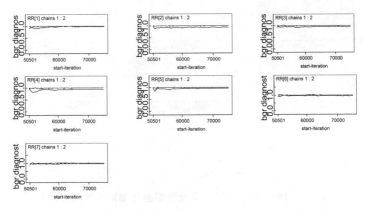

图 6-6　1991 年我国 7 省份女性高血压 RR 的收敛性

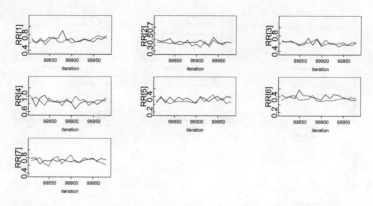

图 6-7 1991 年我国 7 省份男性高血压 RR 的动态轨迹图

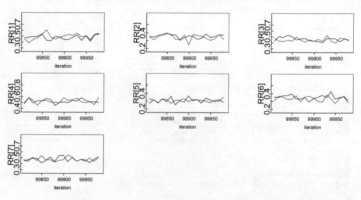

图 6-8 1991 年我国 7 省份女性高血压 RR 的动态轨迹图

先验与超先验的探讨,即敏感性分析,是利用贝叶斯疾病制图进行数据分析的一个重要组成部分,尤其对于小的计数或噪声数据。在贝叶斯疾病制图中,当数据是唯一来源时,敏感性分析可以实现两个目的,即促进贝叶斯学习及判断模型或先验选择是否可行[17]。同时,MacNab(2010,2014)的研究发现[12,17],即使对于非常罕见的事件与稀疏数据,超先验的敏感性主要体现在后验标准差(如后验风险估计的尾部分布),从而对后验 RR 预测与推断几乎没有影响。

这里我们主要考察精度参数的超先验设定对模型估计与推断可能产生的影响。接下来我们选择疾病制图研究中离散系数（精度或方差）三种较为常用的先验设定进行敏感性分析，即精度 τ 服从 gamma$(0.01, 0.01)$ 或标准差 σ 服从 $U(0,100)$ 或方差 σ^2 服从半正态 $N(0,100)$。结果发现，尽管基线风险（RR.alpha）与各省份高血压 RR 相对水平保持不变，但出现了负的 pD 值，表明先验设定与数据出现冲突，这可能与本书样本量相对较少有关。

同时，由以上先验参数的选择（表 6-2 与表 6-3），在本书小样本的情形下，模糊信息先验可能导致先验设定与数据的冲突，而紧密信息先验则能够更好地拟合数据。为此，我们尝试适当提高精度水平（或缩小方差或标准差范围），即考虑以下三组超先验设定：① $\tau_s \sim$ gamma$(0.01, 0.01)$，$\tau_u \sim$ gamma$(0.01, 0.00001)$；② 标准差 σ_s、σ_u 均服从 $U(0,10)$；③ 方差 σ_s^2、σ_u^2 均服从对数正态 $\log N(0,10)$，进行敏感性分析，并与原有的先验设定即 $\tau_s \sim$ gamma$(0.005, 0.005)$，$\tau_u \sim$ gamma$(0.5, 0.000\ 5)$ 进行比较。

表 6-4　敏感性分析结果（男性）

	$\tau_s \sim G(0.005,0.005)$ $\tau_u \sim G(0.5,0.0005)$	$\tau_s \sim G(0.01,0.01)$ $\tau_u \sim G(0.01,0.0001)$	$\sigma_s \sim U(0,10)$ $\sigma_u \sim U(0,100)$	$\sigma_s^2 \sim \log N(0,10)$ $\sigma_u^2 \sim \log N(0,100)$
RR.alpha	0.181	0.181	0.182	0.181
fraction	0.698	0.576	0.374	0.621
σ_s^2	0.153	0.138	0.294	0.158
σ_u^2	0.024	0.053	0.295	0.045
DIC(pD)	53.6(2.4)	53.9(3.0)	55.8(5.3)	52.5(1.6)
时间(s)	85+89=174	88+90=178	101+104=205	101+105=206

注：G 表示伽玛分布，U 表示均匀分布，$\log N$ 表示对数正态。

表 6-5 敏感性分析结果（女性）

	$\tau_s \sim G\,(0.005,0.005)$ $\tau_u \sim G\,(0.5,0.0005)$	$\tau_s \sim G\,(0.01,0.01)$ $\tau_u \sim G\,(0.01,0.00001)$	$\sigma_s \sim U(0,10)$ $\sigma_u \sim U(0,10)$	$\sigma_s^2 \sim \log N\,(0,10)$ $\sigma_u^2 \sim \log N\,(0,10)$
RR.alpha	0.145	0.145	0.146	0.146
fraction	0.842	0.757	0.496	0.479
σ_s^2	0.265	0.241	0.432	0.187
σ_u^2	0.025	0.055	0.352	0.127
DIC(pD)	53.3(3.0)	54.4(4.2)	55.5(5.6)	51.8(1.8)
时间(s)	87+91=178	86+93=179	105+109=214	101+106=207

注：G 表示伽玛分布，U 表示均匀分布，$\log N$ 表示对数正态。

由表 6-4 与表 6-5 看出,当适度提高精度水平后,不同超先验设定下模型的 DIC 值与原有设定下模型的 DIC 差值均不超过 3,表明不同模型的拟合效果大致相当,应当尽量选择有效参数数目较少的模型。同时可以看出,相比精度参数为共轭伽玛分布的超先验设定,对标准差或方差设定超先验分布使其运行时间增加 16% 至 20%,而同为共轭伽玛分布时,精度的小幅调整对模型运行时间没有明显影响,这可能是由于当精度参数的先验与后验分布非共轭时采用切片抽样法进行后验抽样。因此,综合模型的拟合效果及算法运行效率等因素,原有的先验设定能够较好地拟合数据。

进一步由表 6-4 与表 6-5 可以看出,不同的超先验设定下,经验方差比与方差的后验均值有中等程度变动,尤其在 $U(0,10)$ 的设定下,表明它们对超先验设定有一定敏感性;然而,基线风险水平(RR.alpha)与各省份高血压 RR 后验均值及其相对水平在不同情形下基本不变,表明它们对离散参数的超先验设定不敏感,验证了 MacNab(2010,2014)的结论[12, 17]。因此,敏感性分析表明,各省份基线风险与高血压 RR 的后验估计与推断主要由似然函数决定,而随机效应的变异则部分受先验的影响,这与本书的样本量偏少有关。

最后,不同先验设定下,模型的监测变量也几乎不存在自相关性,且达到了较好的收敛(MPSRF 均稳定在 1 附近)。因此,超先验 $\tau_s \sim$ gamma$(0.005, 0.005)$,$\tau_u \sim$ gamma$(0.5, 0.000\ 5)$下的 BYM 基本模型能够用于高血压相对风险空间变异的估计与推断。

需要指出的是,相较而言,女性数据集对离散参数的超先验设定更为敏感,这可能与女性数据空间与时间变异均相对较小,为贝叶斯学习提供的信息量更少有关。因此,为避免先验设定与数据的冲突，需要适当提高其参数（尤其是异质性精度参数）的精度水平。

（三）实证分析

接下来对男性与女性高血压数据集分别用 BYM 模型拟合，并以本章先验参数部分选定的最优精度组合（均对应情形 6 的先验设定）作为 τ_s 与 τ_u 的精度。为便于观察各区域高血压相对风险随时间变化的趋势，这里分别拟合了 1991 年、2000 年与 2011 年的数据，各年份 RR 后验均值几乎不存在自相关性，且基本都达到收敛，RR 的空间分布见图 6-9。

需要说明的是，1991 年与 2000 年 RR 的分割点为 0.2、0.3、0.4，但 2011 年高血压 RR 整体水平提高，尤其是男性。因此，为便于与前两个年份比较并保持图形的直观性，其分割点改为 0.3、0.4、0.6、0.8。同时，对于大部分情况，$\tau_s \sim gamma(0.005,0.005)$，$\tau_u \sim gamma(0.5,0.0005)$ 能够较好地拟合数据，仅在 2000 年男性高血压数据时出现了负的 pD，表明先验假定与数据出现了冲突，当将 τ_u 改为 $gamma(0.5,0.005)$ 时，则模型实现了收敛，较好地实现了模型拟合效果与复杂度的平衡。

对比图 6-2 与图 6-9 看出，由于 BYM 利用空间相邻区域风险的相似性进行平滑，因此各年份对应的高血压 RR 后验均值均低于 SPR，但高血压风险随时间变化的趋势及相对的空间分布大体保持不变，暗示本研究中 SPR 较高的省份如山东、河南等不是由于分母（预期观测病例数）数值过低引起的偶然变异，而是较为真实地反映了这些省份高血压风险的较高水平。

进一步从图 6-9 看出，12 岁以上男性与女性高血压 RR

均具有随时间上升的趋势，其中男性尤为明显，且男性整体水平高于女性。从区域上看，河南、山东与江苏的男性与女性高血压风险相对较高，而广西与湖南的男性高血压也有升高趋势。因此，BYM分析也表明，高血压风险具有明显的地域特征与时间趋势，但其空间分布的性别差异相对于SPR分析更不明显。

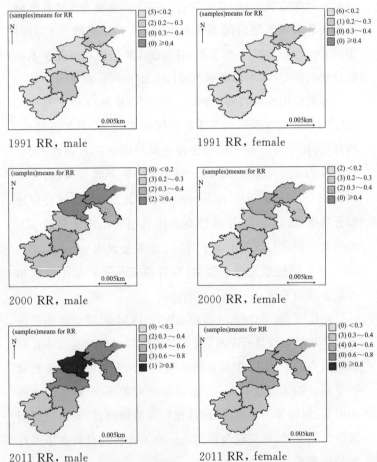

图 6-9　由 BYM 模型得到的不同年份高血压 RR 的空间分布

第三节　SCM 模型

（一）先验参数的选择

固定效应 α_j 仍然假定为无信息先验；参照 Earnest 等 (2010)的研究[31]，假定权重 δ 的对数服从 $N(0.0, 0.169)$，它一方面确保共同成分权重之比 δ^2 以 95% 的可能性落于1/5 至 5 之间，另一方面，对称的先验分布也确保了共同成分与性别特有成分的后验分布不会受性别之间顺序排列的影响，如本书将 $j=1$ 表示女性，得到的后验分布与 $j=2$ 表示女性的结果相同。

为保证模型可识别性，当 SCM 模型包含截距项时，应当假定 ush 为均值为 0 的正态分布（也可假定 bind 为均值为 0 的正态分布），bind 为均值为 α_0 的正态分布，精度分别为 τ_u、τ_{bind}。ssh、bspat 及 β_i 等可能具有空间结构化特征，因此假定为 ICAR 先验，精度分别为 τ_s、τ_{bspat}、τ_β。α_0 假定为无信息先验，精度参数的先验参照第二节 BYM 模型的设定，即异质性精度参数 τ_u、τ_{bind} 与集群性精度参数 τ_s、τ_{bspat}、τ_β 分别设定为 gamma$(0.5, 0.000\ 5)$ 与 gamma$(0.005, 0.005)$。同时，由 BYM 模型在不同精度下的表现可知不同情形下异质性精度参数的收敛性都要略差于集群性精度参数，为此，当模型运行结果出现负的 DIC 或 pD 时，适当调整异质性精度参数的精度水平。

（二）模型诊断与评估

与 BYM 模型类似，贝叶斯推断借助马尔可夫链蒙特卡洛模拟（MCMC）法完成。为使结果稳定可靠且便于与 BYM

模型对比,这里同样选择两条相互独立的马尔可夫链。每条链均进行 50 000 次预迭代,然后继续迭代 50 000 次(为减少自相关性,每 10 步搜集一笔资料,共得到样本量为 10 000 的样本),并根据收敛性诊断的实际情况稍做调整。

模型收敛性采用经典的方差比值法(Brooks 和 Gelman,1998)统计量并结合动态轨迹图与自相关图(ACF)等图形综合诊断。模型评估采用离差信息准则(deviance information criterion,DIC)(Spiegelhalter,2002)。

各参数进行 MCMC 后验抽样时采用的方法为:$\log(\delta)$ 采用自适应 Metropolis 抽样,其余参数的抽样方法与 BYM 模型相同,即精度参数均采用 Gibbs 抽样法,而随机效应采用 logit 拒绝性采样法,以加快 MCMC 收敛速度。

(三)实证分析

同样对 1991 年、2000 年与 2011 年中国 7 省市高血压数据进行 SCM 建模分析,并根据 DIC 与 pD 值评估模型拟合效果、模型复杂程度及先验与数据是否存在冲突等因素,结果发现,SCM 基本模型先验设定(第二部分)适合于 1991 年,但当将这一先验用于拟合 2000 年与 2011 年数据时发现,出现了负的 pD,表明选定的先验与数据出现了冲突,模型拟合结果无法用于统计推断。进一步将异质性精度参数均值由 1 000 降低为 100 或上升为 10 000 而集群性精度先验保持不变,结果发现,精度为 10 000 时,2000 年与 2011 年的拟合均达到了较好的效果。

由表 6-6 看出,SCM 模型利用男性与女性的相关性同时对两者的高血压数据进行建模,简化了建模程序,使其程序运行时间比 BYM 模型大约减少了 1/3。同时,从两者的

DIC 或 pD 的值来看, 尽管差距不是很明显, 但 SCM 模型拟合效果略好于 BYM, 且模型复杂度也更低。因此, 综合模型拟合效果、模型复杂度及 MCMC 算法的效率等因素, 我们认为, SCM 模型优于 BYM 模型。

表 6-6　BYM 与 SCM 模型结果比较

年份	模型	运行时间(s)	DIC(pD)
1991	BYM	62+62=124	54.3+53.8=108.1(3.2+3.5=6.7)
	SCM	83	104.9(4.2)
2000	BYM	63+62=125	57+56=113(4.3+3.5=7.8)
	SCM	83	108.4(4.5)
2001	BYM	64+63=127	57+58=115(3.7+5.1=8.8)
	SCM	85	112.8(7.3)

接下来观察由 SCM 模型得到的男性与女性高血压 RR (图 6-10), 并将其与 BYM 模型得到的结果(图 6-9)进行比较。需要说明的是, 为了与 BYM 模型进行对比, 这里 RR 的分割点的选择与 BYM 相同, 即 1991 年与 2000 年为 0.2、0.3、0.4, 而 2011 年由于整体风险水平提高, 分割点变为 0.3、0.4、0.6、0.8。对比发现, 无论男性还是女性, 各年份高血压 RR 的空间分布相同, 表明由 BYM 模型得到的高血压 RR 值与 SCM 基本相同, 两者不存在明显的差别。考虑到吸烟或饮酒等变量对高血压的影响可能具有滞后性, 这里考察这些变量 2000 年之后随时间变化趋势, 并将其与由 BYM 及

SCM 得到的 2011 年高血压 RR 空间分布图对比分析。

结果发现,山东与河南的男性饮酒率相对较高,而江苏的男性与女性饮酒率均相对较高,且山东的女性吸烟率相对较高,而江苏女性吸烟率有上升趋势,但男性吸烟率除贵州省偏高外,其他省份没有明显差别,且在时间上相对稳定。由此表明,饮酒主要与山东及河南男性高血压风险偏高有关,而吸烟主要与山东及江苏的女性高血压风险相关,饮酒还是造成江苏省男性与女性高血压风险偏高的共同因素之一,且还存在其他共同因素如膳食高盐,使得山东与河南的男性与女性高血压均处于相对较高水平。进一步分析发现,河南省女性吸烟与饮酒率一直处于相对较低水平,与其高血压风险相对较高不相称,由此推断其高血压风险偏高可能主要与膳食高盐有关。

进一步由 SCM 模型得到男性与女性共同成分 RR 及其高血压 RR 性别差异的空间分布(图 6-11)。其中,共同成分 RR 采用与 SPR 相同的分割点,即 0.8、1.0、1.2,而性别差异 β_i 的分割点为 -0.1、0、0.1。可以看出,尽管不完全相同,共同成分 RR 在不同年份的空间分布大体上呈现为东部(尤其是河南与山东)与中部较高,而西部较低的格局,表明男性与女性高血压 RR 分布较为相似且在时间上相对稳定的特点,同时也暗示存在某些共同因素,如生活方式、经济水平或社会环境等导致某些地区男性与女性高血压 RR 明显偏高,且共同因素的影响可能随着时间而变化,对应的 δ^2 后验均值分别为 1.18、1.05、1.50 说明了这点。同时,由图 6-11(b)、(d) 与(f)看出,剔除共同因素及基线风险的影响后,尽管差别不明显,但高血压 RR 性别差异的空间分布基本稳定为东、中部较高而西部较低的格局,表明存在某些因素使得某些地区女性高血压 RR 偏高,值得进一步研究。

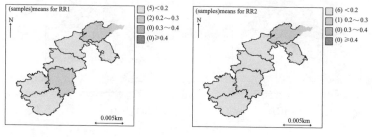

a. 1991 RR，male　　　　　　　　b. 1991 RR，female

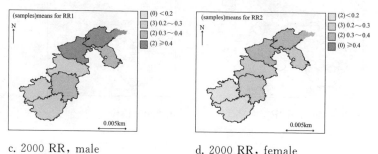

c. 2000 RR，male　　　　　　　　d. 2000 RR，female

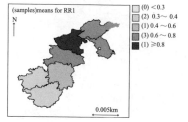
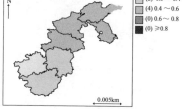

e. 2011 RR，male　　　　　　　　f. 2011 RR，female

图 6-10　由 SCM 基本模型得到的不同年份高血压 RR 的空间分布

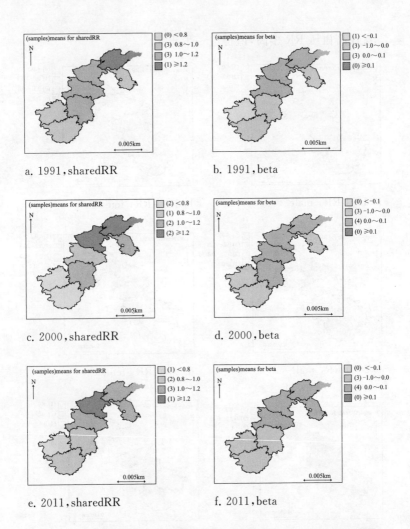

a. 1991，sharedRR

b. 1991，beta

c. 2000，sharedRR

d. 2000，beta

e. 2011，sharedRR

f. 2011，beta

图 6-11　由 SCM 基本模型得到的共同成分 RR 及性别差异的空间分布

第七章　高血压时空分布特征及其演化规律研究——时空模型

第一节　BYM 时空模型

（一）研究动机

近来，利用贝叶斯样条拟合疾病风险的时间趋势，对 BYM 模型进行拓展，是疾病制图研究的热点之一。其中，Pickle（2000）首次尝试利用立方样条拟合自变量（年龄）的固定效应，随后 MacNab 等人在这方面做了序列研究。如 MacNab 和 Dean（2001，2002）利用回归 B 样条拟合固定与随机的时间效应，MacNab 和 Gustafson（2007）拓展了 MacNab 和 Dean 研究中样条回归系数的先验假定，且对空间自回归局部平滑与时间样条平滑的交互作用予以了关注，MacNab（2007）拓展了 MacNab 和 Gustafson 的工作，提出回归 B 样条、P 样条与平滑样条下的贝叶斯疾病制图模型，用于（死亡）率和风险的时空平滑[24, 138, 140, 220, 221]。

以上研究的共同特点是：① 从研究方法来看，除 MacNab 和 Dean(2001)基于 EB 的 PQL 法估计样条外，其他研究均是基于 FB 法并利用 MCMC 抽样得到后验估计。② 从研究内容来看，小区域罕见疾病（如癌症）为主体。③ 从数据特点来看，考察期间连续且间隔相等。但本书是基于

CHNS 追踪调查(1989—2011)的数据进行研究,历次调查的间隔不完全相等(有 2 年、3 年、4 年),且研究的高血压为非罕见疾病。④从建模形式来看,大多基于 GLMM 或 GAMM 框架内进行研究,但没有将空间随机效应分解为空间结构化与非结构化两部分,即不是严格意义上的 BYM 疾病制图模型的时空拓展。

为此,本书尝试在借鉴以往研究的基础上,结合本研究数据特点,探索样条法在拟合时间趋势中的作用,丰富 BYM 模型在非罕见疾病制图中的应用,为疾病的时空监测提供指导。

(二)模型构建

$$O_{it} \sim \mathrm{bin}(n_{it}, p_{it})$$

$$\mathrm{logit}(p_{it}) = a_0 + S_0(t) + b_{i0} + RS_i(t) \qquad (7.1)$$

$$b_{i0} = u_{i0} + s_{i0} \qquad (7.2)$$

其中,i 表示区域($i=1,2,\cdots,N$,这里 $N=7$);t 表示年份($t_1,\cdots,t_T$,这里 $T=8$);O_{it}、n_{it} 与 p_{it} 分别表示区域 i 在某一年份某种疾病的观测病例数、"风险人群"规模及患某种疾病的概率。需要说明的是,为反映数据中各年份间隔不完全相等的情况,这里年份 t 以 2000 年为中心,其他年份的值为其与 2000 年的间隔年数,因此,$(t_1,\cdots,t_T)=(-9,-7,-3,0,4,6,9,11)$,从而 a_0 表示总体基线风险,b_{i0} 表示局部(区域)基线风险。$S_0(t)$ 与 $RS_i(t)$ 为任意的平滑函数,分别表示对全局与局部风险时间趋势的平滑,$a_0+S_0(t)$ 表示全局(总体)疾病风险的时间趋势,$b_{i0}+RS_i(t)$ 表示区域风险的时间趋势。

尽管回归 B 样条、P 样条与平滑样条是样条平滑的主流,但 MacNab(2007)认为,P 样条与平滑样条主要在大样本下可以得到较好的结果,而在疾病制图中,样本量通常很有限,从而这些方法可能会遭受相当大的贝叶斯敏感性与不确定性[221]。考虑到本研究包含的调查区域与时间段均有限,同时为保证拟合曲线的适度平滑性,这里我们以回归立方 B 样条为主。

假定基函数为立方 B 样条,且含 L 个结点,则式(7.1)与式(7.2)式可具体化为:

$$\mathrm{logit}(p_{it}) = a_0 + \sum_{k=1}^{K} a_k B_k(t) + (u_{i0} + s_{i0}) + \sum_{k=1}^{K} b_{ik} B_k(t)$$

$$(7.3)$$

其中,$a_k(k=1,\cdots,K)$ 是固定样条系数;$B_k(k=1,\cdots,K)$ 是一序列 B 样条基函数,$B_k(t)$ 表示在时间点 t 处的第 k 个 B 样条基函数$(K=L+D=L+3)$;$b_k = (b_{1k},\cdots,b_{Nk})^T$ 是随机样条系数。需要指出的是,为保证模型的可识别性,B 样条基函数 B_k 不包含截距项。

结点数及结点放置的位置是样条回归的重要问题。Ruppter(2002)已经证明,当结点数充分多时,结点位置对 P 样条拟合几乎没有影响[222],但对于回归样条,由于没有设置惩罚项,应当谨慎选择结点。本书参照 MacNab(2007)的做法[24],对时间点相对较少的数据采用自适应的结点选择方法,即首先设置一个结点,然后依次增多,并依据 DIC 准则评估结点数增加时时间平滑与模型拟合优度的变化。不同的是,由于本书为非连续不等间隔的数据,因此,结点最初不是设置在 t 的均值,而是以 2000 年为第一个结点,并结合第二章描述性分析特点(图 2-2、图 2-3)分别增设 1997 年与 2004 年两个结点。

与 MacNab 和 Dean（2001）等[140, 221]不同的是，为保持与 BYM 模型建模思想的一致性，这里 b_{i0} 被进一步分解为分别表示空间结构化与非结构化随机效应的 s_{i0} 与 u_{i0}，并假定空间随机效应项 b_{i0} 与时空随机效应平滑项 $RS_i(t)$ 相互独立。

在贝叶斯样条估计中，未知的随机样条系数也被看成随机变量，从而必须被指定合理的先验分布。与 BYM 基本模型类似，这里 s_{i0} 与 u_{i0} 仍然被分别假定为 ICAR 先验与高斯先验（精度分别为 τ_s、τ_u），固定效应 a_0 与 a_k 服从无信息先验分布。考虑到疾病风险的变化趋势可能具有区域性特点，即假定随机样条系数随空间变化，因此随机样条系数可表示为 $b_i = (b_{i1}, \cdots, b_{iK})^T (i = 1, 2, \cdots, N)$，并假定其先验为 MCAR，形式如下：

$$E(b_i \mid b_{-i}) = n_i^{-1} \sum_{j \neq i} w_{ij} I_K b_j$$

$$\text{Prec}(b_i \mid b_{-i}) = n_i \Gamma \tag{7.4}$$

即 $\pi(b) \sim MVN(0, \Omega^{-1}), \Omega = (L - W) \otimes \Gamma$

其中，b_{-i} 表示剔除第 i 个区域之外的随机样条系数，n_i 是相邻区域的数目；相邻是指区域 i 与 j 有共同的边界或有船（对于岛屿而言）可以连接，相邻矩阵 $w = (w_{ij})$，疾病制图研究中最为常用的相邻结构定义为，若区域 i 与 j 相邻，$w_{ij} = 1$，否则，$w_{ij} = 0$。$L = \text{diag}(n_1, n_2, \cdots, n_N)$，$I_K$ 为 $K \times K$ 的单位阵，Γ 与 Ω 分别是 $K \times K$ 与 $NK \times NK$ 的精度矩阵，且 Γ 是对称正定矩阵。

具体而言，假定所有的固定效应服从 $N(0, 10\ 000)$，精度参数 τ_s 与 τ_u 为 gamma$(5, 0.000\ 5)$，精度矩阵 Γ 服从 Wishart(R^{-1}, p)。由于缺少关于精度矩阵 Γ 的先验信息，

因此 R 通常被设定为单位阵 $(K×K)$，$p(≥K)$ 是形状参数，这里假定其为 K 表示无信息先验。

（三）模型选择

单结点样条模型（如模型 A 与 B）探讨的是逐渐变化的风险趋势，随着结点数增加，模型能够探讨更为局部化的风险趋势。为更为合理地刻画各区域高血压风险随时间变化的特点，对 BYM 时空模型分别拟合单结点、2 个及 3 个结点的回归样条（模型 A 至 E）。结果发现，各模型得到的基线风险（RR.a_0）、各区域不同年份的风险水平（RR）以及 $τ_s$、$τ_u$ 数值没有明显的变化（尤其是由 2 个结点变为 3 个结点时），但略微更宽的置信区间暗示结点数增加时后验估计的不确定性增加。

在时空分析中，pD 也可用于衡量给定结点数时平滑曲线的光滑度，而 DIC 则表示模型拟合效果与平滑度的平衡。由表 7-1 看出，含三个结点的样条模型（模型 E 与 F）DIC 值远小于其他模型，是较为理想的模型。随着结点数增加，模型拟合效果提高，但模型复杂度也有所增加，从而模型运行需要更多的时间，而同为 3 个结点的模型 E 与 F 拟合效果大致相当，但由于考虑了时空交互作用，模型 F 复杂度明显增加，从而需要模型运行效率降低。因此，综合模型拟合效果、复杂度及运行效率，模型 E 为最佳选择，由此也验证了我们在描述性分析，得到的初步结果。

需要补充说明的是：①模型 E 与 F 的结果基本相同，表明不存在明显的时空交互作用，$τ_s$ 在各年份的数值基本相同也说明了这点；②相比模型 A，同为一个结点的模型 B 拟合效果有明显改善，但其 pD 值却明显增加，从而使模型运行时间增加了 120% 左右,这暗示以 1997 年为结点能够更好地揭示风险的变化趋势;③模型 D 出现了负的 pD 值,表明模型假定男性高血压风险变化以 1997 年及 2004 年为界与实际数据出现了冲突。

由表 7-2 看出,尽管 3 个结点的模型(模型 E2)DIC 值明显较低,但其 pD 为负值,暗示该模型假定以 1997 年、2000 年及 2004 年为界的假定与实际数据不吻合,这种推论对于模型 B2、C2 及 F2 也同样成立。因此,在模型假定与实际数据一致的前提下,综合模型拟合效果与模型复杂度,模型 D2 能够较好地反映女性高血压风险的时间趋势。

对比模型 A2 与 D2 得到的估计结果,发现两者的基线风险($RR.a_0$)、各区域不同年份的风险水平(RR)以及 τ_s、τ_u 数值大体相同,但 D2 得到的参数后验区间略宽,暗示结点数增加时后验估计的不确定性增加,与男性的情形类似。

(四)模型诊断与敏感性分析

以上各模型的贝叶斯推断也是借助 MCMC 法完成,并采用两条并行的马氏链进行。考虑到加入样条成分后模型需要监测的自变量数目增加,一定程度上使模型变得更为复杂,为节省计算时间,这里每条马氏链只运行 50 000 次迭代,其中前 25 000 次用于预迭代,从而剩余的用于后验推断的样本容量仍然为 10 000。根据变量的自相关图、方差比值及动态轨迹图分别对各模型进行收敛性诊断,结果发现,各监测变量均具有较好的收敛性,因此模型 E 与 D2 分别为拟合本研究中男性与女性数据集的较为理想的模型。同样对比 BYM 基本模型的分析结果发现,RR 后验均值具有更好的收敛性与更好的可靠性(后验标准差更小),因此,通过引

表 7-1 BYM 模型样条结点选择（男性）

模型	特　　点	$\bar{D}$	pD	DIC	运行时间（s）
A	结点在 1997 年	865.8	7.8	873.6	58＋60＝118
B	结点在 2000 年	820.3	12.1	832.4	131＋127＝258
C	结点在 1997 与 2000 年	542.6	20.3	562.9	69＋70＝139
D	结点在 1997 与 2004 年	720.9	−8.9	712.0	74＋75＝149
E	结点在 1997, 2000 与 2004 年	476.2	9.5	485.6	84＋85＝169
F	在模型 E 中引入时空交互作用	475.3	13.2	488.6	89＋90＝179

表 7-2 BYM 模型样条结点选择（女性）

模型	特　　点	$\bar{D}$	pD	DIC	运行时间（s）
A2	结点在 1997 年	798.9	3.7	802.6	62＋61＝123
B2	结点在 2000 年	756.4	−5.6	750.8	60＋61＝121
C2	结点在 1997 与 2000 年	559.1	−4.2	554.9	73＋72＝145
D2	结点在 1997 与 2004 年	685.7	1.8	687.5	73＋74＝147
E2	结点在 1997,2000 与 2004 年	504.4	−5.5	498.9	85＋85＝170
F2	在模型 D2 中引入时空交互作用	682.1	−6.2	676.0	78＋81＝159

入贝叶斯样条,BYM 模型可用信息量增加,但此时可能引起 RR 估计与推断对先验或超先验设定的敏感性。

为此,这里我们进行参数的敏感性分析,并观察不同先验假定下模型的估计结果是否存在显著差异。这里,精度矩阵 Ω 的先验设定是关键。为此,我们参照 Macnab 等 (2007)[24, 221] 文献的做法并结合本研究数据特点,对 Ω 设定以下不同的 Wishart 分布(假定原先的先验为 prior1):

由表 7-3 可以看出,首先,综合模型的拟合效果、复杂度及计算效率等因素,模型 E 与 D2 中采用的先验是最为理想的选择,但精度矩阵 Ω 的不同先验下,DIC 值以及模型计算时间仅有小幅变动,表明 Ω 的先验设定不会对模型后验估计产生重要影响;其次,在 Ω 的不同先验下,随机样条系数 b_{ik} 数值中等程度变动,τ_s、τ_u 有小幅变动,而基线风险 (RR.a_0)、固定效应样条系数 a_k 及 RR 的数值没有明显差异;最后,值得注意的是,利用先验 2、先验 5 与先验 7 拟合女性数据集时均出现了负的 pD 值,由此暗示 R 矩阵中元素过小、过大或自由度偏大可能会出现先验与数据的冲突,这可能与本研究中各区域女性高血压风险变异较小有关。综合而言,以上的敏感性分析表明,模型 E 与 D2 具有较好的稳健性。

需要说明的是,这里进行贝叶斯估计时每条马氏链的总迭代次数仅为 50 000,模型中的监测变量即已实现较好的收敛效果,而 BYM 基本模型需要 10 000 次才能使监测变量达到较好的收敛性。由此表明,将贝叶斯样条加入 BYM 模型可能提高马氏链的混合性,从而提高模型的计算效率。总之,数据源能够为男性与女性高血压风险的空间与时空变异的贝叶斯学习提供足够的信息,从而模型 E 与 D2 具有较好的可靠性。

表 7-3 敏感性分析

先验		男性		女性	
		DIC(pD)	时间(s)	DIC(pD)	时间(s)
Prior1	$R=\mathrm{diag}(1,K)$，$p=K$	485.6(9.5)	84＋85＝169	687.5(1.8)	73＋74＝147
Prior2	$R=\mathrm{diag}(0.1,K)$，$p=K$	489.4(0.6)	93＋93＝186	691.3(－0.2)	76＋76＝152
Prior3	$R=\mathrm{diag}(0.01,K)$，$p=K$	509.3(5.3)	93＋89＝182	706.4(15.04)	76＋78＝154
Prior4	$R=\mathrm{diag}(5,K)$，$p=K$	489.1(16.0)	85＋83＝168	700.6(16.2)	74＋74＝148
Prior5	$R=\mathrm{diag}(10,K)$，$p=K$	485.0(12.0)	87＋84＝171	683.4(－1.4)	73＋74＝147
Prior6	$R=\mathrm{diag}(1,K)$，$p=p2$	499.0(21.4)	85＋84＝169	700.0(13.5)	73＋74＝147
Prior7	$R=\mathrm{diag}(1,K)$，$p=p3$	501.6(21.4)	84＋84＝168	682.8(－5.0)	74＋74＝148

注：对男性数据集而言，p 和 K 为 6，$p2$ 和 $p3$ 为 8 和 10；而对女性数据集而言，p 和 K 为 5，$p2$ 和 $p3$ 为 7 和 10。

第二节　SCM 时空模型

（一）研究动机

相比 BYM 在时空分析中的进展，SCM 在时空方面的研究则寥寥无几，仅 Richardson（2006）与 Macnab（2007）做了一些探讨[157, 166]。

Richardson（2006）将时间趋势项引入 Knorr 和 Best（2001）[119] 提出的模型中，成为 SCM 模型时空分析的最早拓展，分别比较了包含或不包含使用交互项以及不对称异质性效应等 4 种模型。但 Richardson（2006）是基于参数的方法建模，且其为了使数据更为稳定，将每 5 年的数据汇总，可能损失较多的样本信息。

Macnab（2007）拓展了 MacNab 与 Dean（2001）[140] 及 MacNab 与 Gustafson（2007）[24] 用于多个时期单一反应变量疾病制图的时空疾病制图模型框架，引入 SCM 模型用于两个反应变量的联合分析，并利用样条拟合时间趋势，提出了用于疾病或损伤负担时空分析的小区域贝叶斯伤残调整生命年（DALY）。

以上研究的特点是：Richardson（2006）仍然是研究小区域罕见疾病（肺癌），Macnab（2007）则尝试将 SCM 与贝叶斯样条结合用于计算小区域疾病负担。但本书研究的高血压为非罕见疾病，其患病特点与罕见疾病不同。为此，本书尝试在借鉴以往研究的基础上，采用与第一节类似的分析思路，并结合本研究数据特点对 SCM 模型进行使用拓展，探索样条法在多疾病情形下拟合时间趋势中的作用，丰富 SCM

模型在非罕见疾病制图中的应用,为多疾病时空同时监测提供指导。与第一节类似,这里分析的时间段也为 1991 年至 2011 年。

(二)模型构建

$$O_{jit} \sim \mathrm{bin}(n_{jit}, p_{jit}) \tag{7.5}$$

$$\mathrm{logit}(p_{jit}) = \alpha_j + \mathrm{eta}_{jit} \tag{7.6}$$

$$\mathrm{eta}_{1it} = (b_{0i} + RS_{0i}(t))\delta_t + S_1(t) + b_{1i} + RS_{1i}(t) \tag{7.7}$$

$$\mathrm{eta}_{2it} = (b_{0i} + RS_{0i}(t)) / \delta_t + S_2(t) + b_{2i} + RS_{2i}(t) + \beta_{it} \tag{7.8}$$

$$\eta_1(t) = \mathrm{var}((b_{0i} + RS_{0i}(t))\delta_t) / \mathrm{var}(\mathrm{eta}_{1it}) \tag{7.9}$$

$$\eta_2(t) = \mathrm{var}((b_{0i} + RS_{0i}(t))\delta_t^{-1}) / \mathrm{var}(\mathrm{eta}_{2it}) \tag{7.10}$$

其中,i 表示区域($i=1,2,\cdots,N$,这里 $N=7$),j 表示性别(1 代表男性,2 代表女性),t 表示年份($t_1,\cdots,t_T$,这里 $T=8$),并以 2000 年为中心;b_{0i} 为男性与女性共同的空间变异,而 $RS_{0i}(t)$ 为男性与女性共同的时空变异,从而($b_{0i} + RS_{0i}(t)$)表示男性与女性共同的总体变异;$S_j(t)$ 表示性别特有的时间变异,而 b_{ji} 表示性别特有的空间变异,$RS_{ji}(t)$ 则表示性别特有的时空变异,β_{it} 为性别差异的空间变异;δ_t 与 $1/\delta_t$ 表示各年份男性或女性共同成分($b_{0i} + RS_{0i}(t)$)的权重,$\eta_j(t)$ 表示各年份男性或女性空间总体随机效应变异中由共同成分贡献的比例;其余变量的含义与 SCM 模型基本相同,只是将二维拓展为三维。

需要说明的是,男性与女性共同成分权重设为 δ_t 与 $1/\delta_t$ 满足了权重对数之和为 0 的条件,确保模型具有可识别性;

而式(7.9)与式(7.10)分别暗含着式(7.7)与式(7.8)中各成分相互独立的假定。另外,为保持模型的可识别性,式(7.7)与式(7.8)中的某些成分会根据模型的运行结果进行适当调整。

这里 $RS_{0i}(t)$、$S_j(t)$ 与 $RS_{ji}(t)$ 均设定为样条平滑函数,并假定回归立方 B 样条为基函数,结点数为 L,因此它们可分别表示为:

$$RS_{0i}(t) = \sum_{k=1}^{K} b_{ik} B_k(t) \tag{7.11}$$

$$S_j(t) = \sum_{k=1}^{K} a_{jk} B_k(t) \tag{7.12}$$

$$RS_{ji}(t) = \sum_{k=1}^{K} \beta_{jik} B_k(t) \tag{7.13}$$

其中,$a_{jk}(j=1,2,k=1,\cdots,K)$ 是固定样条系数;$B_k(k=1,\cdots,K)$ 是一序列 B 样条基函数,$B_k(t)$ 表示在时间点 t 处的第 k 个 B 样条基函数($K=L+3$);$b_k=(b_{1k},\cdots,b_{Nk})^T$ 与 $\beta_{jk}=(\beta_{j1k},\cdots,\beta_{jNk})^T$ 为随机样条系数。需要指出的是,为保证模型的可识别性,B 样条基函数 B_k 不包含截距项。与第一节 BYM 时空模型中类似,这里以 2000 年为第一个结点,并分别增设 1997 年与 2004 年两个结点。

这里未知的随机样条系数也被看成随机变量,从而必须被指定合理的先验分布。与 SCM 基本模型类似,权重 δ_i 的对数服从 $N(0.0,0.169)$,性别差异的空间变异 β_{it} 与随机样条系数 β_{jk} 均为 CAR 先验(精度参数 τ_β、τ_b 为 gamma(5,0.0005));固定样条系数 a_{jk}、性别特有空间变异 b_{ji} 与男性和女性共同的空间变异 b_{0i} 均假定为 $N(0,10\,000)$,随机样条系数 b_k 为形如式(7.4)的 MCAR 先验,精度矩阵为 Γ_b,且服从 Wishart(R^{-1},p)。由于缺少关于精度矩阵 Γ_b 的先验信息,因此 R 通常被设定为单位矩阵 $(K \times K)$,$p(\geqslant K)$ 是形状参数,这里假定其为 K 表示无信息先验。需要说明的是,由第一节 BYM 时空模型的分析可以发现,男性与女性高血压风险的变异主要体现为非结构化变异,因此,为提高模型可识别性与降低模型复杂度,这里 b_{0i} 与 b_{ji} 均被假定为非结构化的正态先验。

(三)模型选择

考虑到模型成分较多可能导致模型无法识别的风险,这里首先以 1997 年为结点进行建模分析,结果发现,随机样条系数 β_{jk} 接近于 0,这意味着不存在明显的性别特有的时空变异,与 BYM 时空模型分析结果相吻合,因此将其从模型中删除。

接下来进一步考察男性与女性高血压风险是否存在类似的随时间变化的趋势,结果发现,不包含 $RS_{0i}(t)$ 的模型 DIC 值明显更小(表 7-4),暗示两者共同的时空变异也不明显,与 BYM 时空模型分析的结果基本吻合(表 7-1、表 7-2)。因此,考虑到模型的简洁性,将 $RS_{0i}(t)$ 与 $RS_{ji}(t)$ 从模型中剔除。

由表 7-4 同样可以看出,当结点数增加时,模型拟合效果提高,曲线更为平滑,但模型的复杂度也增加,导致模型运行效率有所降低。综合模型运行效率、模型复杂度等因素,我们将模型 E 作为最终的选择。

与 BYM 时空模型拟合结果类似,对于男性而言,在不同结点下,模型拟合结果差异不是很明显,但结点选择不当可能导致模型假定与女性数据的冲突的风险,这可能与其数据的时空变异较小有关。

表 7-4 SCM 模型样条结点选择

模型	特点	$\overline{D}$	pD	DIC	运行时间（s）
A1	结点在 1997 年，with $RS_{0i}(t)$	1629.0	14.3	1644.0	356
A2	结点在 1997 年，without $RS_{0i}(t)$	1604.0	16.4	**1620.0**	**176**
B1	结点在 2000 年，with $RS_{0i}(t)$	1612.0	−11.0	1601.0	332
B2	结点在 2000 年，without $RS_{0i}(t)$	1589.0	−36.1	**1553.0**	**179**
C	结点在 1997 与 2000 年	1361.0	6.8	1368.0	186
D	结点在 1997 与 2004 年	1529.0	−3.5	1526.0	185
E	结点在 1997、2000 与 2004 年	1338.0	19.6	**1357.0**	197

进一步对比分析发现，同时利用男性与女性疾病的相关性与疾病的时空相关性建模使模型运行效率有明显改善，且提高了模型拟合女性数据集的效果。由此表明，本节将贝叶斯样条加入 SCM 模型能够较好地拟合疾病风险的时空变异。更为重要的是它还能够更为直观地同时揭示男性与女性疾病（高血压）风险在空间或时间上变异的相似性与相异性，为多疾病联合监测提供丰富信息。

需要说明的是，相比 BYM 时空模型，SCM 时空模型包含成分更为复杂，从而模型未解释部分较少，因此，为保持模型的可识别性,这里参数的先验分布的选择应当更为谨慎。而本节的分析发现,尽管在 BYM 时空模型中,固定效应先验均假定为精度为 0.000 1 的模糊先验,但在 SCM 模型中应当调整为精度为 100 的紧密信息先验,否则容易出现先验与数据冲突的风险。由此也表明,相比 BYM 模型,尽管 SCM 模型能够简化建模程序,但 SCM 模型(尤其是时空模型)可能成分过于复杂,若样本量不是很大,模型参数无法进行充分的贝叶斯学习,从而有可能造成模型或先验无法识别的风险。因此,在实际应用中,需要根据样本量与需要估计的参数个数的相对大小选择 BYM 或 SCM 模型,掌握好建模效率与模型复杂度的平衡。

(四)模型诊断与敏感性分析

贝叶斯推断仍然借助马尔可夫链蒙特卡洛模拟(MCMC)法完成。为使结果稳定可靠且便于与 BYM 时空模型的结果对比,这里同样选择两条相互独立的马尔可夫链,每条马氏链运行 50 000 次迭代,其中前 25 000 次用于预迭代,有效样本容量仍然为 10 000。

同样根据变量的自相关图、方差比值及动态轨迹图分别对各模型进行收敛性诊断。结果发现,各监测变量均具有较好的收敛性,因此模型 E 能够较好地拟合男性与女性高血压风险的时空变异。

在贝叶斯疾病制图中,数据通常较为有限,从而先验分布的不同设定可能对模型结果产生重要影响。因此,接下来我们主要针对共同成分权重 δ_t 与精度参数 τ 进行敏感性分析。

首先,参照 Ancelet(2012)[182]的做法并结合本研究数据特点,考虑 δ_t 的另外两种先验设定,即①$\log(\delta_t) \sim N(0.0,$ 0.35),用来反映两者的比值以 95％ 的概率介于 1/10 与 10 之间的先验信念;②$\delta_t \sim U(0.2, 5.0)$。其次,针对精度参数 τ 考虑以下三组超先验设定:①$\tau \sim \text{gamma}(10.0, 1.0E-4)$;②标准差 σ 服从 $U(0,1)$;③方差 σ^2 服从半正态$(0, 1.0E-2)I(0, \infty)$,并与原有的先验设定即 $\tau \sim \text{gamma}(5, 5.0E-4)$ 进行比较。

对 δ_t 的敏感性分析发现,b_{0i} 与 β_{it} 则有中等程度的敏感性,从而导致相应的 δ_t 与 τ 数值发生中等程度变化,而基线风险 a_j、固定样条系数 a_{jk} 及高血压风险的 RR 值均对 δ_t 的先验设定不敏感。对精度参数 τ 的敏感性分析表明,基线风险 a_j、固定样条系数 a_{jk}、高血压风险的 RR 值以及 δ_t 对精度 τ 的先验设定也不敏感,而 b_{0i} 与 β_{it} 的数值仅有小幅的变动。因此,敏感性分析说明,数据源中能够为模型中主要成分的贝叶斯学习提供足够的信息,从而它们的后验主要由似然函数决定,因此本节提出的 SCM 时空模型具有可靠性。

第三节　实证分析

(一) BYM 时空模型分析结果

图 7-1 为根据 BYM 回归样条模型拟合得到的 1991—2011 年男性与女性高血压相对风险(RR)的空间分布。为便于与图 6-9 进行比较,这里 RR 分割点也统一为 0.3、0.5 与 0.8 三个。

对比图 6-9 与图 6-10 看出,除个别年份外,两种模型得到的高血压空间分布大体相同,其中,河南省男性高血压风险值在 2000 年之后均有突出表现。但图 6-10 表现出更为明晰的时间趋势,即通过引入贝叶斯样条对疾病风险进行时空平滑,BYM 模型能够从随机变异中分离出系统的空间或时间变异,从而突出高血压风险空间分布的持久性(图 6-10)。最后,尽管描述性分析结果表明 1997 年男性与女性高血压风险均明显高于对应的其他年份,但图 6-2、图 6-9 与图 6-10 的结果均未发现这一现象,由此表明,这一变化很可能是由于一些偶然性因素引起。

因此,本书通过将贝叶斯样条引入 BYM 模型进行拓展,同时利用了疾病的空间与时间信息来挖掘疾病风险的潜在变化趋势,使我们能够同时研究疾病空间分布模式随时间推移的持久性并突出不寻常的模式,为疾病的预防与监测提供了更为丰富的信息。

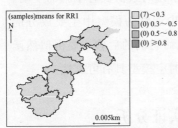

A1.1991 RR,male

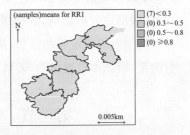

B1.1991 RR,female

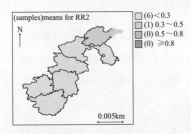

A2.1993 RR,male

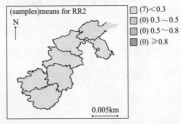

B2.1993 RR,female

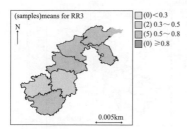

A3.1997 RR，male

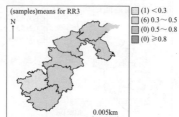

B3.1997 RR，female

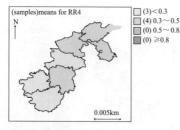

A4.2000 RR，male

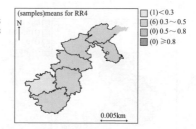

B4.2000 RR，female

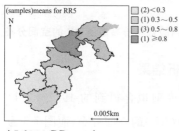

A5.2004 RR，male

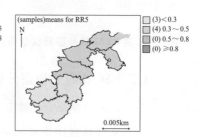

B5.2004 RR，female

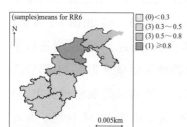

A6.2006 RR，male

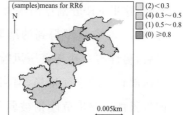

B6.2006 RR，female

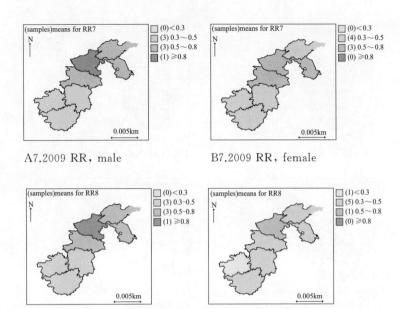

A7.2009 RR，male   B7.2009 RR，female

A8.2011 RR，male   B8.2011 RR，female

图 7-1　由 BYM 样条回归模型得到的各年份高血压 RR 的空间分布

（二）SCM 时空模型分析结果

图 7-2 为根据 SCM 时空模型拟合得到的 1991－2011 年男性与女性高血压相对风险（RR）的空间分布，而图 7-3 为两者空间变异随时间变化的共同之处与性别差异。为便于比较，这里 RR 分割点仍然为 0.3、0.5 与 0.8。由图 7-2 看出，与 BYM 时空模型得到的结果类似，经过 SCM 模型进行平滑后，男性与女性高血压风险仍然主要呈现为东、中部较高而西部较低的空间格局，河南省女性的风险也相对突出，但该省男性的突出危险则被弱化，这是由于 SCM 利用了两者之间的相关性进行了平滑。

由图 7-4 可以看出，除 1997 年 δ 后验均值有突然性上升外,其余年份的数值基本呈现随时间稳步上升的趋势,与描述性分析中大部分省份尤其是山东与河南省高血压患病率变化趋势大体一致,由此暗示存在某些共同因素主导着男性与女性高血压风险的时空变异。进一步由图 7-3 可以看出性别差异 β_{it} 没有明显的空间变异,且各年份的数值基本稳定在 0.99 至 1.2 之间,表明剔除男性与女性共同的及性别特有的时空变异后,剩余的高血压风险不存在明显的性别差异且在时间上具有相对稳定性。

总之,本节提出的 SCM 时空模型能够对随机效应进行合理的分解,不仅突出了高血压风险空间分布的持久性,而且为主导疾病风险的因子提供了指示性信息。因此,通过将贝叶斯样条引入 SCM 模型进行拓展,同时利用了疾病的相关性与疾病的时空信息,为多疾病的风险预防与监测提供了更为丰富的信息。

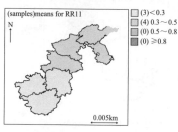

A1.1991 RR,male

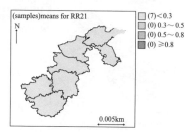

B1.1991 RR,female

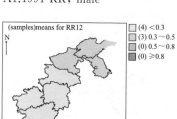

A2.1993 RR,male

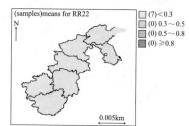

B2.1993 RR,female

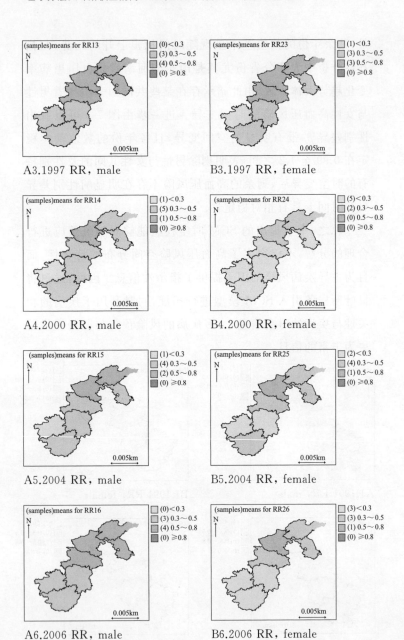

A3.1997 RR，male

B3.1997 RR，female

A4.2000 RR，male

B4.2000 RR，female

A5.2004 RR，male

B5.2004 RR，female

A6.2006 RR，male

B6.2006 RR，female

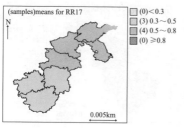

A7.2009 RR，male

B7.2009 RR，female

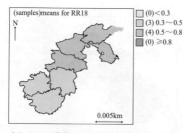

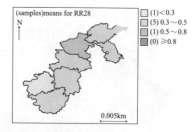

A8.2011 RR，male

B8.2011 RR，female

图 7-2　由 SCM 样条回归模型得到的各年份高血压 RR 的空间分布

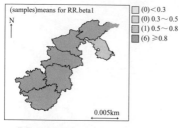

a. RR.Beta of 1991

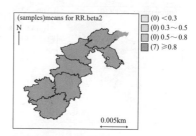

b. RR.Beta of 1993

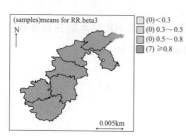

c. RR.Beta of 1997

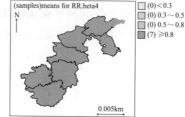

d. RR.Beta of 2000

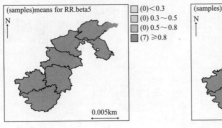

e. RR.Beta of 2004

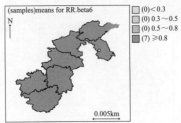

f. RR.Beta of 2006

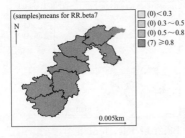

g. RR.Beta of 2009

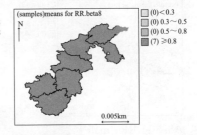

h. RR.Beta of 2011

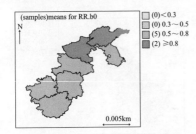

i. RR.$b0$

图 7-3　由 SCM 样条回归模型得到的以 RR 表示的性别特有的与共同的空间变异，即 RR.Beta 与 RR.$b0$

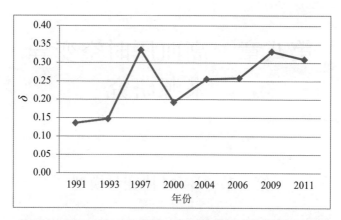

图 7-4　1991—2011 年我国 7 省份男性与女性共同变异权重 δ 的变化趋势

第八章 高血压时空变异来源研究

第一节 BYM 协变量模型

（一）研究动机

BYM 模型的核心思想是将误差成分分解为空间结构化与非结构化两部分，并根据两者变异的相对大小来判断疾病风险是否存在明显的空间集群，然后据此寻找疾病风险的来源。目前大多数研究主要将 BYM 模型作为探索性的分析手段，没有定量地考察具体某一变量与反应变量的关系。事实上，还可以将区域或时空水平协变量加入 BYM 模型，以反映某一变量与反应变量在区域层面上的相关性及其随着时间推移的变化。同时，MacNab（2014）[12] 指出，区域水平协变量与预测变量数据可能"锐化"RR 的识别性，增加后验风险预测与推断的精度，减少不确定性。为此，本节旨在结合个体水平上 logistic 分析的结果选择相应的区域变量对 BYM 模型进行拓展。

（二）模型构建

拓展后的 BYM 模型基本形式如下：

$$O_{ji} \sim \text{bin}(n_{ji}, p_{ji}) \tag{8.1}$$

$$\text{logit}(p_{ji}) = \beta_j \times x_{ji} + \text{eta}_{ji} \tag{8.2}$$

$$eta_{ji} = u_{ji} + s_{ji} \tag{8.3}$$

其中,j 表示年份($j=1,2,\cdots,9$),i 表示区域($i=1$,$2,\cdots,7$)。χ_{ji} 表示各年份区域水平协变量,β_j 是固定效应,反映了各年份区域水平自变量 χ_{ji} 与因变量的作用程度。为保持模型的可识别性,加入协变量后,模型不包括截距项 α。

Gustafson 等人(2006)认为[8],统计推断对固定效应先验分布的选择不敏感。因此,为简单起见,这里假定固定效应 β_j 为正态分布;空间非结构化随机效应 u 与结构化随机效应 s 的先验假定与 BYM 基本模型类似,其方差 τ_u 与 τ_s 或者假定具有时间效应,以反映随机效应随时间发生的可能变化或者假定在时间上恒定。

与微观面板数据不同,BYM 模型考虑了空间相邻区域的相关性,能够从区域层面上更为客观地反映变量之间的关系,从而更好地为病因探讨线索,为区域层面上疾病预防控制提供信息。因此,本书试图分别对男性与女性运用引入时空协变量的 BYM 模型分析高血压风险与可能因素之间的关联性,并与微观面板数据的结果进行比较。

根据面板随机效应模型的结果,我们发现,在微观层面上,年龄增长(尤其是中老年)、主要工作类型为脑力劳动、几乎每天都饮酒、超重与腰围身高比超标在不同程度上增加男性患高血压的危险因素,而受教育水平提高与体重偏低则使男性高血压风险降低约 30%;但对女性而言,仅年龄、超重与腰围身高比超标能够在不同程度上增加高血压风险。

然而,面板随机效应模型没有发现曾经是否吸烟或饮酒与男性或女性高血压是否有明显的关联,这部分是由于单纯以是否吸烟或饮酒为变量反映吸烟或饮酒与高血压的关系可能略显粗糙,部分可能是由于没有考虑数据内在的空间相关性。

为此,接下来我们尝试以中老年比例、超重比例、腰围身高比超标比例及吸烟或饮酒比例为自变量,以反映区域层面上年龄、超重、腰围身高比超标及吸烟或饮酒等因素与区域高血压 RR 的关系。考虑到 1989 年没有调查吸烟与饮酒情况,且 1989 年与 1991 年体检项目均没有包含腰围,这里我们将分析时间限定为 1991 年至 2011 年,且不包含腰围身高比变量。

(三)参数的选择

本节分析侧重于捕捉变量与高血压风险的相关性及其随时间推移发生的变化,因此两者的数据结构从而精度参数最合适的先验分布也可能不同。首先尝试运用 BYM 基本模型选定的先验分布即 $\tau_s \sim \text{gamma}(0.005, 0.005)$、$\tau_u \sim \text{gamma}(0.5, 0.000\ 5)$ 建模分析,结果发现,出现了负的 DIC 或 pD,表明先验指定与数据出现冲突,而根据模型试运行结果发现 τ_s 与 τ_u 大致相同。为此,本研究接下来尝试将他们设定相同的先验,并比较不同精度下模型的拟合情况,结果见表 8-1。

由表 8-1 看出,精度参数先验分布的选择与 MCMC 运行存在一定关联。当精度过低时,DIC 与 pD 均为负值且算法运行时间更长;当精度逐渐提高时,DIC 转为正值,算法执行速度有所改进,但 pD 仍然为负值;当精度均值为 10 000 且假定 τ_u 在时间上恒定,τ_s 随时间改变时,模型拟合效果较好,但当精度进一步提高至 100 000,DIC 与 pD 值均变大,表明模型拟合效果变差,模型复杂度增加。因此,合适的精度是影响模型运行效果的关键要素,精度过低容易出现先验与数据不一致的风险,而精度过高使模型复杂度与拟合效果变差,这里将 gamma(5,0.000 5)设定为 τ_u 与 τ_s 的先验,考察区域层面上年龄、超重、吸烟或饮酒等因素与区域男性高血压 RR 的关系,各变量效应及模型拟合情况如表 8-4。

采用与男性基本相同的分析思路进行精度参数先验分布及模型自变量的选择。首先尝试运用 BYM 基本模型选定的先验分布即 $\tau_s \sim$ gamma(0.005,0.005)、$\tau_u \sim$ gamma(0.5,0.000 5)建模分析,结果发现,DIC(pD)=43.5(-380),即出现了负的 pD,表明先验指定与数据出现冲突,同时根据模型试运行结果发现 τ_u 与 τ_s 均比较小,且两者大致相等,为此,本书接下来尝试将他们设定相同的先验,并比较不同精度下模型的拟合情况,结果见表 8-2。

由表 8-2 可知,精度高低与 MCMC 算法的关联性与男性数据集分析基本相似,即精度提高使先验假定与数据更为吻合,且提高了 MCMC 的运算效率。同时,精度均值为10 000 的 gamma(5,0.000 5)对男性与女性数据集均为最合适的选择,精度过高可能会导致模型复杂度增加,增加程序运行时间。因此,综合考虑模型拟合效果、模型复杂度及MCMC 运算效率等多种因素,我们认为 gamma(5,0.000 5)是 τ_u 与 τ_s 的最佳选择。

表 8-1 先验分布参数的选择，男性（1991—2011 年）

先验类型	精度均值	DIC(pD)	说　明
case 1			
$\tau_s \sim$ gamma(0.5,500)	模糊先验	−144 000	先验与数据出现冲突
$\tau_u \sim$ gamma(0.5,500)	模糊先验	(−144 400)	
case 2			
$\tau_s \sim$ gamma(0.5,5)	弱信息先验	−14 670	先验与数据出现冲突
$\tau_u \sim$ gamma(0.5,5)	弱信息先验	(−15 090)	
case 3			
$\tau_s \sim$ gamma(0.005,0.005)	紧密先验	278	先验与数据出现冲突
$\tau_u \sim$ gamma(0.005,0.005)	紧密先验	(−144)	
case 4			
$\tau_s \sim$ gamma(0.5,0.05)	紧密先验	−1 041	先验与数据出现冲突
$\tau_u \sim$ gamma(0.5,0.05)	紧密先验	(−1 464)	

续表

	先验类型	精度均值	DIC(pD)	说　明
case 5 $\tau_s \sim$ gamma(0.5,0.005) $\tau_u \sim$ gamma(0.5,0.005)	紧密先验 紧密先验	100	407 (−15)	先验与数据出现冲突
case 6 $\tau_s \sim$ gamma(0.5,0.0005) $\tau_u \sim$ gamma(0.5,0.0005)	紧密先验 紧密先验	1 000	250 (−175)	先验与数据出现冲突
case 7 $\tau_s \sim$ gamma(5,0.0005) $\tau_u \sim$ gamma(5,0.0005)	紧密先验 紧密先验	10 000	567 (43.8)	假定 τ_u 与 τ_s 均随时间改变
case 8 $\tau_s \sim$ gamma(5,0.0005) $\tau_u \sim$ gamma(5,0.0005)	紧密先验 紧密先验	10 000	286 (−142)	假定 τ_s 在时间上恒定，τ_u 随时间改变，先验与数据出现冲突
case 9 $\tau_s \sim$ gamma(5,0.000 5) $\tau_u \sim$ gamma(5,0.000 5)	紧密先验 紧密先验	10 000	477 (50)	假定 τ_u 在时间上恒定，τ_s 随时间改变

续表

	先验类型	精度均值	DIC(pD)	说　明
case 10				
$\tau_s \sim$ gamma(5, 0.000 05)	紧密先验	100 000	554	假定 τ_u 在时间上恒定，τ_s 随时间改变
$\tau_u \sim$ gamma(5, 0.000 05)	紧密先验		(63)	

注：τ_s 是 $\tau_{spatial}$ 的简写。

表 8-2　先验分布的参数选择，女性（1991—2011 年）

	先验类型	精度均值	DIC(pD)	说　明
case 1				
$\tau_s \sim$ gamma(0.5, 500)	模糊先验	0.001	−192 400	先验与数据出现冲突
$\tau_u \sim$ gamma(0.5, 500)	模糊先验		(−192 800)	
case 2				
$\tau_s \sim$ gamma(0.5, 5)	弱信息先验	0.1	−22 430	先验与数据出现冲突
$\tau_u \sim$ gamma(0.5, 5)	弱信息先验		(−22 850)	

续表

	先验类型	精度均值	DIC(pD)	说　明
case 3				
$\tau_s \sim$ gamma(0.005,0.005)	紧密先验	1.0	−37 950	先验与数据出现冲突
$\tau_u \sim$ gamma(0.005,0.005)	紧密先验		(−38 370)	
case 4				
$\tau_s \sim$ gamma(0.5,0.05)	紧密先验	10	−8 351	先验与数据出现冲突
$\tau_u \sim$ gamma(0.5,0.05)	紧密先验		(−8 774)	
case 5				
$\tau_s \sim$ gamma(0.5,0.005)	紧密先验	100	−13 250	先验与数据出现冲突
$\tau_u \sim$ gamma(0.5,0.005)	紧密先验		(−13 670)	
case 6				
$\tau_s \sim$ gamma(0.5,0.000 5)	紧密先验	1 000	−22 750	先验与数据出现冲突
$\tau_u \sim$ gamma(0.5,0.000 5)	紧密先验		(−23 170)	

续表

	先验类型	精度均值	DIC(pD)	说　明
case 7 $\tau_s \sim$ gamma(5,0.000 5) $\tau_u \sim$ gamma(5,0.000 5)	紧密先验 紧密先验	10 000	567 (42)	假定 τ_u 与 τ_s 均随时间改变
case 8 $\tau_s \sim$ gamma(5,0.000 5) $\tau_u \sim$ gamma(5,0.000 5)	紧密先验 紧密先验	10 000	303 (−124)	假定 τ_s 在时间上恒定，τ_u 随时间改变，先验与数据出现冲突
case 9 $\tau_s \sim$ gamma(5,0.000 5) $\tau_u \sim$ gamma(5,0.000 5)	紧密先验 紧密先验	10 000	477 (51)	假定 τ_u 在时间上恒定，τ_s 随时间改变
case 10 $\tau_s \sim$ gamma(5,0.000 05) $\tau_u \sim$ gamma(5,0.000 05)	紧密先验 紧密先验	100 000	477 (52)	假定 τ_u 在时间上恒定，τ_s 随时间改变

注：τ_s 是 τ_{spatial} 的简写。

接下来以 gamma(5,0.000 5)为 τ_u 与 τ_s 的先验,同样考察区域层面上年龄、超重、吸烟或饮酒等因素与区域女性高血压 RR 的关系,各变量效应及模型拟合情况如表 8-6。与男性情形不同,这里仅当马氏链运行至 70 000 次以上时才开始逐渐收敛,因此,样本量由 10 000 变为 6 000,模型 B 的情形与此类似。但模型 C 运行 50 000 次之后即几乎不存在自相关,且达到了较好的收敛效果。

需要说明的是,以上各模型精度参数与随机效应采样方式与无协变量下的情形相同,但由于考虑了不同年份的协变量,不同年份的协变量效应 $\beta_j(j=1,2,\cdots,8)$ 可能存在着相关性且不存在闭合形式的满条件分布,因此,为加快 MCMC 收敛速度,对 β_j 采用 logit 区组 Metropolis 采样法。

综合以上分析认为,尽管本书选择的精度参数超先验分布为 gamma(5,0.000 5),而非常用的 gamma(0.5,0.000 5)与 gamma (0.001, 0.001),提高了精度水平,但均属于紧密信息先验类型。由此表明,在疾病制图研究中,假定空间异质性随机效应 u_i 与空间集群性随机效应 s_i 同样重要,且将它们对应的精度 τ_u 与 τ_s 设为紧密信息先验,能够较好地达到模型拟合效果、模型复杂度及 MCMC 算法运行效率的平衡。同时,本研究验证了 Waller(1997)[9] 的部分观点,即适度提高精度能够加快 MCMC 算法的运行。与 Waller 不同的是,本研究认为,精度过低(即先验设定过于模糊)而不是过高也可能导致先验假定与数据不一致,但精度过高可能导致模型拟合效果变差或模型复杂度增加,这可能与本研究样本量较少有关。

(四)BYM 模型变量选择

由表 8-3 看出,尽管 A、B、C 各模型包含的自变量个数不同,但拟合效果大致相当,当模型仅包含老年人口比例与超重比例时,模型拟合效果与复杂度达到较好的平衡,表明吸烟或饮酒变量的引入并没有明显改善模型的解释力,由此也暗示它们与年龄或超重变量可能存在着相关性。同时可以看出,各模型的 MCMC 算法运行时间与收敛性存在着明显差别,其中,模型 B 较模型 A 在计算效率与收敛性上有明显改进,而模型 C 较模型 B 又有明显改进。由此也从侧面暗示当模型中的自变量存在相关时,马氏链遍历样本空间需要较长的时间,从而导致算法执行效率较低,马氏链的混合性较差。

由表 8-3 还可以看出,在区域层面上,超重可能会增加男性高血压风险,而年龄增长却可能降低男性高血压风险,但吸烟或饮酒,尤其是吸烟的作用具有不确定性。当模型仅包含年龄与超重这两个自变量时,各因素的效应均具有统计学意义。其中,年龄增长使男性高血压风险降低约 5%,而超重则使其风险增加约 3%。同时可以看出,各年份变量的相对风险值变动不大,且置信区间较窄,表明这两个变量对男性高血压的影响相对确定,且不具有明显的时间趋势(表 8-4)。

表 8-3 BYM 模型变量选择，男性（1991—2011 年）

模型	DIC(pD)	运行时间(s)	变量	RR(95% CI)	自相关性与收敛性
A	477(50)	240	age	1993 年与 2004 年小于 1	存在较强自相关性，收敛性较差
			overweight	除 1997 年与 2009 年外，其他年份均大于 1	
			drink	1991 年与 2000 年小于 1，1993 年大于 1	
			smoke	各年份 RR95% 置信区间均包含 1	
B	475(48)	211	age	1993 年、2004 年与 2009 年小于 1	部分变量存在较强自相关性，收敛性有所改善
			overweight	除 2009 年外，其他年份均大于 1	
			drink	1991 年与 2000 年小于 1，1993 年大于 1	
C	475(48)	140	age	各年份均小于 1	基本不存在自相关性，整体收敛性较好
			overweight	各年份均大于 1	

　　最后,需要说明的是,在单个年份不包含协变量的模型中得到的经验方差比后验均值均大于50%,即存在较强的空间集群性;而当模型加入时空协变量后,各年份经验方差比(fraction)的后验均值接近0,表明剔除年龄与超重的影响后,男性高血压RR的空间变异主要是残差变异,没有明显的空间集群性存在。由此暗示年龄与超重对区域层面上男性高血压风险的空间集群性具有较强的解释力,而其他潜在因素的影响则主要体现为区域差异性。

表 8-4　年龄与超重的 RR,男性(1991—2011 年)

变量	年份	RR 均值	RR(95% CI)
age	1991	0.94	(0.93,0.95)
	1993	0.94	(0.93,0.95)
	1997	0.97	(0.96,0.98)
	2000	0.96	(0.95,0.97)
	2004	0.96	(0.95,0.97)
	2006	0.96	(0.96,0.97)
	2009	0.98	(0.97,0.99)
	2011	0.97	(0.96,0.98)
overweight	1991	1.03	(1.01,1.05)
	1993	1.04	(1.01,1.06)
	1997	1.03	(1.01,1.05)
	2000	1.03	(1.01,1.04)
	2004	1.04	(1.02,1.05)
	2006	1.04	(1.02,1.05)
	2009	1.02	(1.00,1.03)
	2011	1.03	(1.01,1.05)

与男性类似,当模型仅包含老年人口比例与超重比例时,模型拟合效果与复杂度达到较好的平衡,吸烟或饮酒变量的引入并没有改善模型的解释力,由此也表明它们与年龄或超重变量可能存在着相关性。同样可以看出,当剔除模型中相关性较强的自变量时,马氏链遍历样本空间更为迅速,从而提高了马氏链的混合性与收敛性。同时,可以看出,无论男性还是女性,适度提高精度水平能够提高模型拟合效果,降低模型复杂度,提高 MCMC 运算效率(表 8-5)。

与男性类似,年龄增长会降低高血压风险,超重可能增加高血压风险,而吸烟或饮酒对女性高血压的作用也具有不确定性,但女性不确定性更大。同时,最终模型 C 表明,每个年份超重对男性高血压的危险作用均具有统计学意义,但其仅对部分年份(2000、2004、2006 与 2011 年)女性高血压的发生具有确定性危险作用。对比表 8-4 与表 8-6 可知,年龄与超重对区域层面上男性或女性高血压的作用程度大致相当,均不具有明显的时间趋势,但女性稍大的置信区间暗示其对女性的效应具有更大的不确定性。

类似的,对女性数据集的分析发现,在单个年份不包含协变量的模型中得到的经验方差比后验均值均大于 50%,而当模型加入时空协变量后,各年份经验方差比(fraction)的后验均值接近 0,表明剔除年龄与超重的影响后,女性高血压 RR 的空间变异也主要是残差变异。因此,年龄与超重对区域层面上女性高血压风险的空间集群性也具有较强的解释力,而其他潜在因素的影响则主要体现为区域差异性。

表 8-5 BYM 模型变量选择，女性（1991—2011 年）

模型	DIC(pD)	运行时间(s)	变量	RR(95% CI)	自相关性与收敛性
A	477(51)	229	age	除 2009 年与 2011 年外，其他年份均小于 1	存在较强自相关性，收敛性较差
			overweight	2006 年大于 1	
			drink	1991 年小于 1	
			smoke	2006 年小于 1	
B	475(50)	205	age	除 1997、2009 与 2011，其他年份均小于 1	部分变量存在较强自相关性，收敛性有所改善
			overweight	2000、2004 年与 2006 年大于 1	
			drink	1991 年小于 1	
C	475(49)	122	age	各年份均小于 1	基本不存在自相关性，基本收敛
			overweight	2000、2004、2006 与 2011 年大于 1	

表 8-6　年龄与超重的 RR,女性(1991—2011 年)

变量	年份	RR 均值	RR(95% CI)
age	1991	0.94	(0.92,0.95)
	1993	0.94	(0.92,0.96)
	1997	0.97	(0.95,0.98)
	2000	0.95	(0.94,0.96)
	2004	0.97	(0.95,0.98)
	2006	0.96	(0.95,0.97)
	2009	0.98	(0.96,0.995)
	2011	0.97	(0.96,0.99)
overweight	1991	1.01	(0.99,1.04)
	1993	1.01	(0.98,1.05)
	1997	1.02	(0.99,1.04)
	2000	1.03	(1.01,1.06)
	2004	1.03	(1.01,1.05)
	2006	1.04	(1.02,1.06)
	2009	1.01	(0.99,1.04)
	2011	1.03	(1.001,1.05)

(五)模型诊断与敏感性分析

观察监测变量的自相关图、方差比值及动态轨迹图,结果发现模型参数具有较好的收敛性,因此包含年龄与超重的模型 C 为拟合男性与女性数据集较为理想的模型。同时,对比 BYM 基本模型的分析结果发现,RR 后验均值具有更好的收敛性与更好的可靠性(后验标准差更小)。因此,引入协变量后,BYM 模型可用信息量增加,但此时可能引起 RR 估计与推断对先验或超先验设定的敏感性。

　　为此,接下来采用与 BYM 基本模型类似的分析思路进行敏感性分析。需要指出的是,BYM 模型中引入变异较小的时空协变量后,模型中未解释的残差部分变小,为提高模型的可识别性,随机效应精度(或方差)参数的精度水平应当适当提高,因此,以下三组常用的先验:① 精度 τ 服从 gamma$(0.01,0.01)$;②标准差 σ 服从 $U(0,100)$;③方差 σ^2 服从半正态 $N(0,100)$ 应当适当调整。结合表先验分布精度的选择(表 8-1、表 8-2),这里考虑以下三组超先验设定:① τ_s、$\tau_u \sim$ gamma$(1,1.0E-4)$;②标准差 σ_s、σ_u 均服从 $U(0,0.1)$;③方差 $\sigma_s{}^2$、$\sigma_u{}^2$ 均服从半正态 $(0,1.0E-4)I(0,\infty)$,并与原有的先验设定即 $\tau_s \sim$ gamma$(5,5.0E-4)$,$\tau_u \sim$ gamma$(5,5.0E-4)$ 进行比较,结果见表 8-7。

　　由表 8-7 看出,对精度参数设定为条件共轭伽玛先验使模型计算效率明显提高,且除先验 4 外,其他先验设定下 DIC 值的变化幅度较小,表明模型具有相对较好的稳健性。同时可以看出,直接对方差设定先验分布的做法能够显著改善模型的 DIC 值,但其计算成本也有可能明显增加,尤其在模型较为复杂时。由此也进一步说明了条件共轭伽玛先验在疾病制图中最为常用的原因。因此,综合模型的拟合效果、复杂度及计算效率等因素,这里以先验 1 作为精度参数的先验设定具有合理性。进一步分析发现,以上 4 种先验下区域层面上各年份年龄与超重的回归系数,以及高血压 RR 的数值均没有明显差异,因此模型具有较好的稳健性,可用于解释区域层面上高血压风险及其随时间变化趋势。

表 8-7　敏感性分析结果

先验设定	分布	男性		女性	
		DIC(pD)	时间(s)	DIC(pD)	时间(s)
Prior 1	$\tau_s \sim G(5, 5.0E-4)$ $\tau_u \sim G(5, 5.0E-4)$	474.8(47.5)	129	474.5(49.0)	126
Prior 2	$\tau_s \sim G(1, 1.0E-4)$ $\tau_u \sim G(1, 1.0E-4)$	474.5 (49.7)	133	473.6 (50.4)	126
Prior 3	$\sigma_s \sim U(0, 0.1)$ $\sigma_u \sim U(0, 0.1)$	475.0(20.0)	152	484.5(18.9)	218
Prior 4	$\sigma_s^2 \sim N(0, 1.0E-4)I(0, \infty)$ $\sigma_u^2 \sim N(0, 1.0E-4)I(0, \infty)$	430.8(1.8)	152	454.9(25.4)	146

注:G 表示伽玛分布,U 表示均匀分布,$N(0, 1.0E-4)I(0, \infty)$ 表示半正态。

第二节　SCM 协变量模型

（一）研究动机

SCM 模型的核心思想是，空间上相邻的区域的生活方式、社会风俗、饮食习惯等也存在着相似性，从而不同疾病之间很可能也存在着相关性。然而，Knorr-Held(2001)、Held (2005)[119, 154, 180]等人的 SCM 模型大多没有包含自变量，或者仅考虑自变量的区域效应，而忽略了不同疾病（或性别）自变量的水平可能不同，为此，本研究在此基础上同时考虑了区域和性别两个因素的效应。

（二）模型构建

SCM 基本模型加入协变量(x_{ji})，以反映某些可观测的协变量与高血压的关系。考虑到男性与女性区域协变量水平及其影响可能存在着差别，与常见的做法不同，这里我们根据性别设定协变量效应，即将统一的 β 改为 β_j。最后，由于这里加入了协变量，为保持模型的可识别性，将 SCM 基本模型中的区域基线风险水平 α_j 删除。

进一步由 BYM 模型结果可知，在区域层面上，仅年龄与超重对高血压风险具有确定性的影响，其在各个年份的 RR 基本保持不变，不存在明显的时间趋势，而吸烟或饮酒则具有较大的不确定性。为此，为简化分析过程，并与 BYM 模型进行对比，这里仅选取 2011 年数据进行 SCM 建模，考察年龄与超重的影响。

第三节　实证分析

（一）BYM 协变量模型分析结果

图 8-1 为将区域层面上不同年份年龄与超重两个自变量引入 BYM 模型后拟合得到的 1991 年至 2011 年我国男性与女性高血压相对风险（RR）的空间分布。需要说明的是，这里为便于各个年份高血压风险的比较，RR 分割点统一为 0.3、0.5 与 0.8 三个。

由图 8-1 可以看出，各年份男性与女性高血压相对风险的空间分布大体相似，但东、中部省份的男性高血压风险大多高于女性，这一差别在 2000 年之后尤为明显，且男性高血压风险随时间变化的趋势更为明显。进一步观察发现，2000 年之后，男性与女性（尤其是男性）高血压风险的空间分布基本稳定为东、中部较高，而西部较低的格局，而河南省的男性始终稳定在大于 0.8 的较高水平，值得引起关注。

对比 SPR 的空间分布（图 6-2）发现，引入时空协变量后，高血压相对风险绝对值有所降低，但仍然呈现为东中部较高而西部较低的空间格局。进一步对比由 BYM 纯空间分析得到的高血压 RR 空间分布（图 6-9）发现，引入时空协变量后，BYM 模型能够更好地揭示高血压风险的空间分布，由此也表明在区域层面上，年龄与超重确实是影响高血压的重要因素（图 8-1）。

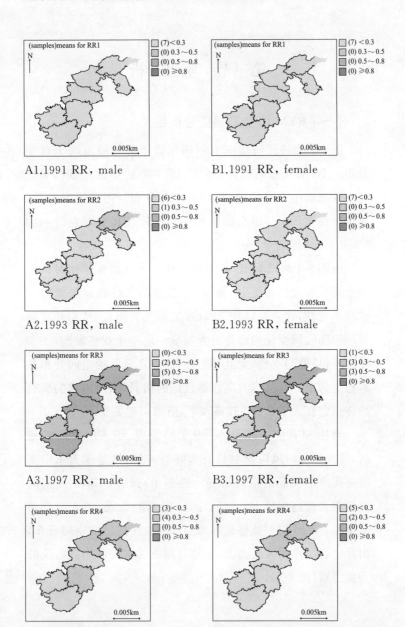

A1.1991 RR，male

B1.1991 RR，female

A2.1993 RR，male

B2.1993 RR，female

A3.1997 RR，male

B3.1997 RR，female

A4.2000 RR，male

B4.2000 RR，female

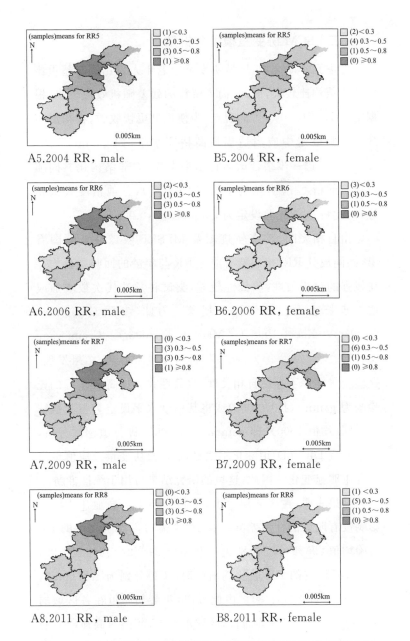

A5.2004 RR，male　　　　　　B5.2004 RR，female

A6.2006 RR，male　　　　　　B6.2006 RR，female

A7.2009 RR，male　　　　　　B7.2009 RR，female

A8.2011 RR，male　　　　　　B8.2011 RR，female

图 8-1　由 BYM 协变量模型得到的不同年份高血压 RR 空间分布

（二）SCM 协变量模型分析结果

考虑到本研究中,区域协变量中老年人口比例与超重比例的比值均比较大,因此,尚未解释的残差随机效应较小,根据 Eberly 等（2000）[10]的观点,为使模型更快收敛,在精度参数的先验设定中应当适当提高精度水平,如 gamma(0.5,0.000 5)。进一步结合试运行结果发现,除非结构化共同随机效应的精度 τ_u 明显偏小外（约为 1/6）,其他精度大致相等,因此将 τ_u 的先验设定为 gamma(0.5,0.005)。

由自相关图、动态轨迹图及 MPSRF 收敛性诊断图看出,共同成分 RR、疾病特有成分 RR 与年龄的回归系数均存在较强的自相关性,收敛性较差,尝试将预迭代次数增加或增加步长也无法改变这一现象。为此,参照 Gamerman（1997）、Xia（1998）、Macnab（2003）、Crainiceanu（2007）[7, 127, 217, 223]等人的建议,将协变量中心化,结果发现,这些变量几乎不存在自相关性,收敛性大大提高。将 τ_u 的先验改为 gamma(1.0,0.005)或将其精度水平设定为与其他精度相同（均值 1000）,即 gamma (5,0.005)进行敏感性分析,结果发现 DIC(pD)值变化不明显,η、δ 及协变量效应值也没有发生明显变化。因此,这里的研究结果可用于统计推断。

结果表明,在区域层面上,年龄与超重对高血压 RR 的影响没有明显的性别差异。其中,年龄对男性与女性的 RR 后验均值（95% CI）分别为 0.98(0.72,1.27)、0.99(0.80,1.26),而超重的 RR 后验均值（95% CI）分别为 1.27(0.87,1.78)、1.15(0.84,1.48)。由此看出,年龄与超重在各区域的影响略有不同,但平均而言,区域水平上,年龄对高血压有弱保护作用,而超重则可能增加高血压风险,尤其是男性。同时,男性与女性的 η 值均为 78% 左右,暗示剔除年龄与超重的影响后,总体随机变异中某些不可观测的协变量对男性或女性高血压风险有共同影响,但其对男性的作用大于女性[δ 的后验均值(95% CI)为 1.61(0.45,2.13)]。需要说明的是,本研究中 η 与 δ 的置信区间较大,这与本书研究尺度较大有关(以省为单元)。

图 8-2 列示了 2011 年年龄、超重、吸烟及饮酒等区域协变量的空间分布。需要说明的是,由于男性与女性前两个变量的取值大致相当,因此对应的分割点相同,而女性吸烟或饮酒的比例明显低于男性,因此其分割点的选取根据其相对数值水平来选取。可以直观地看出,在区域层面上,男性与女性的年龄及超重的分布基本相同,且大体表现为东、中部较高,而西部较低的格局,与 2011 年高血压 RR 的空间分布较为相似(图 6-10 e 与 f);而男性与女性吸烟或饮酒的空间格局与高血压 RR 的空间分布没有明显的对应关系。由此也从图形上暗示了年龄和超重与高血压风险空间分布的相关性,而吸烟或饮酒则并非如此。

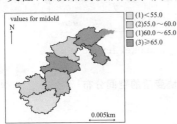
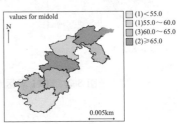

a. age,male　　　　　　　　b. age,female

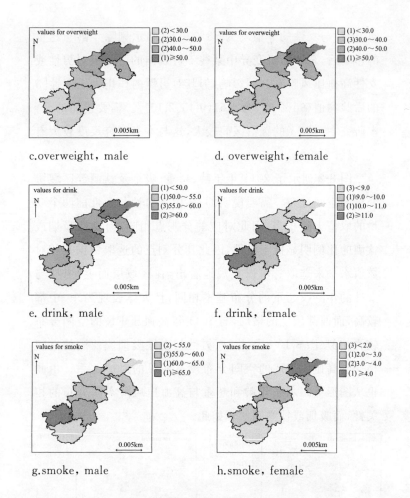

图 8-2　2011 年区域协变量的空间分布

第九章　研究结论与建议

第一节　研究结论

（一）方法学讨论

1.SPR、BYM 与 SCM

传统的标化率分析法，如本书对年龄调整的 SPR 是基于 MLE 估计得到的结果。得到具有无偏性、有效性等优良性质的 MLE 估计的前提是样本量足够大。但是在疾病制图中（尤其在时空疾病制图中），由于保密性等原因，样本量通常不是很大，这使得基于 SPR 的疾病相对风险估计是有偏的。另一方面，作为一个比值，SPR 可能具有内在的不稳定性，尤其在小区域罕见疾病研究中。

BYM 与 SCM 是疾病制图中最为经典的两种模型，旨在克服 SMRs 或 SPR 等标化率分析法容易带来误导性结果等问题，能够更为客观真实地反映各区域疾病的真实风险，为进一步研究提供背景信息，或者通过暴露地图与估计的风险地图的比较获得疾病病因有关的线索。而且，借助贝叶斯分层建模的方式，BYM 与 SCM 模型很容易扩展为更为复杂的情形，如加入时空协变量、将随机效应以半参数或非参数的形式建模等。

BYM 模型的基本思想是空间相邻区域的生活方式、经济水平等可能较为相似，从而其疾病风险也较为相近。因此,疾病风险估计可以从相邻区域"借力",以提高估计的精度,且其通过图形的方式展现,更为直观。

BYM 模型的特点是每次仅对一种疾病建模,即假定不同疾病之间相互独立。当疾病之间存在较强相关性时,BYM 模型可能无法真实地刻画疾病风险的分布。SCM 模型可以看成 BYM 的拓展,可用于同时刻画多种疾病的风险,从而揭示疾病之间的共同风险因素或疾病特有的风险因素,为多疾病同时监测提供更为丰富的信息,且其通过同时对多种疾病建模,简化了建模程序,提高建模效率。

BYM 与 SCM 时空模型均能够从疾病的随机变异中分离出系统的空间或时空变异,便于发现疾病风险的持久性模式与偶然性模式。SCM 时空模型还能够发现不同疾病之间共同影响因素的变化趋势,为主导多疾病的风险因素提供指导信息。但当 SCM 模型成分过于复杂时,可能带来贝叶斯模型的识别性问题,且其能够成功运用的前提是不同疾病之间存在较强的相关性。本研究中,男性与女性高血压风险具有大致相同的空间分布,因此,BYM 与 SCM 的结果较为相似。

先验分布,尤其是精度参数的先验是否合适是 BYM 与 SCM 模型能否有效拟合数据的关键之一。本研究发现,较大的 SPR 或协变量值使得随机效应未解释的部分相对较少,为提高收敛速度,得到性质良好的马氏链,应当采用紧密信息先验,且精度水平适当提高能够加快 MCMC 算法的运行,而模糊先验或弱信息先验则可能出现先验假定与数据冲突,验证了 MacNab(2014)关于 BYM 模型应当采用紧密信息先验才能够识别 u_i 与 s_i 的结论[12],也与 Eberly(2000)[10] 的研究结论基本一致。由此表明,尽管大多数文献侧重于研究癌症等罕见疾病,其先验设定的一般性规律与高血压等常见疾病有共通之处。

其次,Waller(1997)[9]认为,精度过高可能带来似然函数和先验假定不一致的风险,而本研究认为其与数据本身的变异有关:当数据本身变异较大时,模型拟合时能够进行相对充分的贝叶斯学习,从而精度水平可以适当降低;而当数据本身变异较小时,无法进行充分的贝叶斯学习,可适当提高精度水平,但应当谨慎,避免出现先验与数据的冲突。

再次,有研究者认为,当研究区域足够多时,统计推断对方差成分先验分布的选择较为稳健,而当样本量较小时,无信息先验分布可能会对统计推断产生重大影响[8, 14, 25]。本研究也发现模糊先验或弱信息先验可能使先验假定与数据出现冲突,而紧密信息先验则能够得到性质较好的马氏链,这可能与本书的研究区域数目相对较少有关。

最后,尽管 Mollie(1996)与 Yan(2006)等[33, 34]认为,可用 SMRs 的样本方差的逆来代表对于随机效应精度参数 τ 的合理猜想,而用小的尺度参数来反映对先验猜想的信心不足。然而,由于本研究的样本量偏少,尤其在纯空间分析中,这使得 SMRs(本书为 SPR)的样本方差过大,从而无法较为合理地反映我们对精度参数的合理猜想。另外,在缺乏先验信息时,研究者通常假定所有精度参数服从相同的先验分布[33],也有研究者建议将异质性参数先验标准差设定为集群参数标准差的 7/10[9, 35],而本研究认为,异质性精度参数 τ_u 与空间集群性精度参数 τ_s 的相对精度水平可能与数据本身的结构有关。

总之,本研究对 BYM 及 SCM 精度参数先验设定的分析发现,模型或数据结构越复杂,随机效应未解释部分越少,精度水平应当适当提高,但精度水平过高时也可能导致模型拟合效果变差,模型复杂度增加。同时,τ_u 与 τ_s 先验设定的组合也可能会影响 MCMC 算法的运行,导致先验与数据出现冲突。因此,当模型中自变量增加或加入不同年份的数据从而数据结构更为复杂时,先验的设定应当更为谨慎,一般而言,紧密信息先验是较好的选择。

对先验与超先验进行深入的贝叶斯敏感性分析能够加强对疾病风险的空间变异、潜在风险集群、协变量—结果变量的关联性及与 RR 预测和推断相关的不确定性等的贝叶斯学习。本研究对 BYM 与 SCM 多个模型进行的敏感性分析发现,模型对各区域疾病风险(高血压)RR 的后验预测及基线风险均具有较好的可靠性,但对随机效应变异则具有中等程度的敏感性。由此表明,本研究所含数据能够为疾病风险 RR 的贝叶斯学习提供足够的信息,可用于疾病风险的估计,由此也验证了 MacNab(2010,2014)[12] 的研究结论。

2.BYM、SCM 与 logistic 分析

logistic 模型是研究疾病影响因素的常用方法。在多因素 logistic 回归中,OR 值可以有效地反映给定其他自变量时,某一研究变量变化一个单位对疾病风险的作用方向及其程度。对于追踪调查数据,其包含了多个截面单元在不同年份的信息。特别是,当调查年份跨越较长时,自变量效应在不同年份的表现可能有所不同,此时可以考虑面板 logit 模型。面板 logit 模型通常以个体为截面单元,并根据对个体效应的假定不同,可以拟合固定效应 logit 或随机效应 logit 模型,能够较为有效地控制个体异质性的差异,克服截面分析中的遗漏变量问题。

本研究跨越了 23 年,在这期间不可观测的个体效应很

可能发生了变化，而且，本研究旨在考察生活方式与个体是否患有高血压的关系，其被调查群体相对于母体而言仍然是个很小的样本，此时可以认为不同个体之间存在的不可观测的异质性是随机的。因此，尽管 Hausman 检验选择固定效应 logit 模型，但我们倾向于认为随机效应 logit 模型的结果可能更为合适。同时，LR 检验结果表明，面板估计量与混合估计量的差别显著，个体效应相对重要，尤其是女性。因此，本研究最终选择随机效应 logit 模型来研究高血压患病风险与吸烟、饮酒、超重等变量的关系。

面板 logit 等微观模型假定各研究单元相互独立，但由于社会规范和心理行为模式等因素的存在，不同研究单元间可能存在空间相关性。而贝叶斯 BYM 与 SCM 模型考虑了相邻区域的相关性，从更为宏观的角度考察疾病及其影响因素。从模型形式来看，BYM 与 SCM 模型借助分层贝叶斯模型的形式建模，更为灵活，容易扩展，但其模型的第二层仍然以 logit 为连接函数，因此，其可以理解为传统的 logistic 模型在宏观尺度上的扩展。通过融入样本的空间变异信息，BYM 与 SCM 模型放宽了传统的 logistic 模型个体独立性的假定，能够更为直观、真实地反映疾病风险。

传统的 logistic 回归与空间分析方法（BYM 与 SCM）分别从个体与区域层面上分析疾病风险的相关因素。logistic 分析的主要优点是简单，但其忽略了疾病危险因素可能具有区域差异，而 BYM 与 SCM 空间分析则克服了这一局限，能够为区域疾病针对性干预提供更为丰富的信息，且其通常借助贝叶斯法进行统计推断，考虑了估计的不确定性，但其包含空间信息，相对复杂，且空间分析的准确度与数据汇总的尺度有关。最后，在区域层面上 BYM 与 SCM 可能识别出传统的 logistic 模型无法识别出的危险因素,例如本研究 logistic 模型无法识别出个体水平上吸烟或饮酒与高血压的关联,而 BYM 与 SCM 模型则能够发现区域层面上吸烟或饮酒与高血压存在一定的关联,但这两个模型相对复杂,尤其是模型自变量过多时需要谨慎设定先验参数,否则容易出现模型无法识别的风险。因此,这两种方法各有特点,互为补充,在实际研究中可根据研究目的选择模型。

(二)高血压时空分布特征及其演化规律

本研究基于 CNHS 数据采用 BYM 与 SCM 模型对 1991—2011 年我国七省份(山东、江苏、河南、湖北、湖南、贵州和广西)男性与女性高血压风险的空间与时空变异进行了分析。

由于 BYM 与 SCM 空间模型利用空间相邻区域风险的相似性进行平滑,因此各年份对应的高血压 RR 后验均值均低于 SPR,但高血压风险随时间变化的趋势及相对的空间分布大体保持不变,暗示本研究中 SPR 较高的省份如山东、河南等不是由于分母(预期观测病例数)数值过低引起的偶然变异,而是较为真实地反映了这些省份高血压风险的较高水平。

分别对各年份采用 BYM 空间分析模型结果发现,调查地区 12 岁以上男性与女性高血压 RR 均具有随时间上升的趋势,其中男性尤为明显,且男性整体水平高于女性。从区域上看,河南、山东与江苏的男性与女性高血压风险相对较高,而广西与湖南的男性高血压风险也有升高趋势。因此,BYM 分析结果表明,高血压风险具有明显的地域特征与时间趋势,但其空间分布的性别差异相对于 SPR 分析更不明显。

进一步分别对各年份采用 SCM 空间分析模型,结果发现,无论男性还是女性,各年份高血压 RR 的空间分布与 BYM 模型得到的结果大体相同,两者不存在明显的差别。但由于 SCM 模型能够对多个因变量同时建模,能够提高模型拟合效果,降低模型复杂度,因此,从模型运行效率角度来看,SCM 模型优于 BYM 模型。进一步 SCM 模型可以验证男性与女性高血压 RR 分布较为相似且在时间上相对稳定的特点。

最后,由 BYM 与 SCM 时空模型均发现,男性与女性高血压风险呈现更明显的东、中部较高而西部较低的空间格局,且各大部分省份高血压风险值随时间变化的趋势更明显。这表明,通过同时将空间与时间信息融入模型,时空模型能够更好地揭示高血压风险时空分布特征及其演化规律,突出高血压风险空间分布的持久性。

具体而言,BYM 与 SCM 时空模型表明,高血压空间分布具有一定的集群性,且男性高血压风险随时间变化的趋势较女性更为明显。其中,男性高血压风险的空间分布大致以 1997 年、2000 年和 2004 年为界,而女性则以 1997 年和 2004 年为界。1997 年之前,男性与女性高血压风险均处于较低水平,随后,尤其是进入 2004 年后,各省份高血压风险随之上升,尤以东、中部省份最为明显。值得指出的是,2004 年后,河南省(尤其是男性)高血压风险始终较为突出,因此,在高血压防控中需要特别关注这一区域。

(三)高血压时空变异潜在来源

本研究采用传统的 logistic 回归与空间分析方法(BYM

及 SCM)分别从个体与区域层面上探讨高血压患病风险与超重、吸烟或饮酒等生活方式的关联性。

　　随机效应 logistic 分析发现,年龄、体重或腰围身高比对 12 岁及以上男性或女性高血压风险的作用方向基本一致,但作用程度存在差别,而受教育水平、主要工作类型及饮酒频率仅与男性相关。其中,年龄增长对高血压危险作用最为明显,尤其是对于进入 60 岁的女性,这可能与女性特有的激素水平变化有关[224],如女性雌激素的分泌可能对其有保护作用,但 60 岁之后,随着大部分女性进入绝经期,雌激素的保护作用消失。体重或腰围身高比超标对高血压的作用也与性别有关,其中,超重对女性与男性的作用大致相当,而肥胖与腰围身高比超标对女性的危险作用大于男性,但体重偏低却使男性风险降低约30%。由此表明,体重或腰围身高比对男性或女性个体的作用机制可能不同,可以作为个体层面上高血压风险的预警指标,与已有研究基本一致[64, 225]。

　　已有研究对于吸烟、受教育水平与睡眠持续时间等因素与高血压的联系是否具有性别差异看法不一致[49, 61, 62, 69, 226]。本研究随机效应 logistic 分析发现,受教育水平与高血压的关联具有性别差异,其中,高中以上文化程度使男性高血压风险降低约30%,但吸烟与睡眠持续时间的影响均不具有明显的性别差异。而且,睡眠持续时间与高血压的关联性与睡眠时间点的分割方式没有直接的关系,与李新建(2008)等看法有所不同[46, 63, 69],这可能与本研究资料该变量缺失较多有关。

　　尽管本研究通过随机效应 logistic 未发现曾经是否饮酒与高血压的相关性,但本研究首次尝试考虑饮酒频率与高血压的关系,结果发现几乎天天饮酒使男性高血压风险升高约

40%，但饮酒频率与女性不存在直接关系，这可能与女性本身很少饮酒有关。最后，本研究还发现，从事脑力劳动的男性高血压风险要比体力劳动的高出约30%，而女性则不存在这种关联。

虽然在随机效应 logistic 分析中，我们考察了受教育水平、睡眠持续时间等多种指标与个体患高血压风险的关系，但在区域层面上，不同省份的受教育水平、睡眠持续时间等变量变异较小，但年龄、超重、吸烟或饮酒等指标的区域变异则相对更大，因此，在 BYM 与 SCM 的空间分析中，我们仅考虑这 4 个指标与区域高血压风险的关系。

由区域层面上年龄、超重、吸烟或饮酒等变量的空间分布图（图 8-2）可以直观看出，年龄及超重的空间分布与高血压风险的分布有较为明显的对应关系，而吸烟或饮酒则并非如此。将协变量引入 BYM 或 SCM 模型后发现，吸烟或饮酒的不确定性很大，而年龄或超重的影响则相对确定，尤其在引入时空协变量时。同时，加入时空协变量的模型还发现，年龄与超重对男性或女性的作用方向及程度没有明显差异，且其 RR 值相对稳定，不具有明显的时间趋势。

需要指出的是，年龄与超重的影响在纯空间分析包含一定的不确定性（置信区间包含 1），但其在时空分析中则具有统计学意义，这可能与纯空间分析下样本量过少有关；而吸烟或饮酒的作用在时空分析中仍然没有统计学意义。由此表明，在区域层面上，以吸烟或饮酒的样本比例来替代真实的吸烟或饮酒比例，可能无法真实地反映吸烟或饮酒对高血压的影响。

BYM 与 SCM 空间分析发现，在区域层面上，超重对男性与女性的危险作用大致相同，即超重比例上升 1 个百分点,区域高血压风险水平上升约 3 个百分点。由此看出,超重在个体与区域层面上都能够增加高血压风险,因此,可将其作为高血压的预警指标,为个体及区域水平高血压防控提供信息。

BYM 与 SCM 时空分析表明,高血压风险(尤其是男性)具有一定的空间集群性与时间集群性,即空间上相邻的省份不仅高血压风险较为相近且随时间变化的趋势也存在着相似性,如空间上相邻的江苏、山东、河南与湖北等省份在 2004 年之后高血压风险均有较为明显的上升趋势,而相邻的广西与贵州则始终处于相对较低水平。观察分析发现,江苏、山东、河南与湖北等省份超重比例与饮酒比例均处于相对较高水平,而广西与贵州两个省份的相应指标值则明显更低。由此表明,与生活方式相关的肥胖与饮酒可能是造成某些地区高血压风险上升的重要原因。同时,高血压风险较高省份的居民在日常生活中大多口味较重,以膳食高盐为典型特征。因此,膳食高盐也可能是高血压风险增加的重要原因,验证了大多数研究的结论[47,48]。总之,BYM 与 SCM 时空分析表明,空间相邻的区域,吸烟、饮酒、饮食习惯等生活方式较为相近,从而其高血压风险及其变化趋势也较为相似。

值得注意的是:①2004 年之前,河南省男性高血压风险与江苏、山东、湖北等省份大致相当,但随后则始终处于较高水平。对比分析发现,2004 年之前河南省男性吸烟率明显高于其他省份,而随后则保持与其他省份大致相当的水平,暗示吸烟对高血压的危险作用可能具有至少 10 年的时滞。②2004 年后,河南省女性高血压风险也相对较高,但该地区女性吸烟与饮酒等比例并没有突出表现,表明该地区较高的超重水平与膳食高盐可能是重要原因。③尽管贵州省男性吸烟率始终处于最高水平,但其高血压风险始终处于较低水平,这可能与其超重及肥胖比例较低有关,由此表明区域层面上仍然存在 BMI 与高血压风险的明显关联。④仍然存在其他因素如是否有高血压遗传史、是否参加体育锻炼等可能造成高血压风险的空间变异与时空变异。

与传统的 logistic 分析不同的是,包含协变量的 BYM 模型与 SCM 模型均认为中老年人口的增加对区域高血压风险有一定的降低效应(对应的回归系数后验均值小于1)。造成这种分析结果的不同一方面可能是由于 logistic 是针对个体的分析,而 BYM 与 SCM 是在区域水平上的分析,其采用地区中老年人比例来反映年龄的作用,对变量有一定平均效应;另一方面可能是由于区域层面上,吸烟或饮酒的比例与中老年比例存在负相关关系,从而对于中老年比例较高的区域,其吸烟或饮酒的比例较低,使得区域高血压风险相对较低,从而年龄实际上反映了吸烟或饮酒等不可观测变量对高血压的影响。

最后,尽管有研究认为,吸烟对女性的危害大于男性,尤其当日均吸烟量大于 15 支时[75];而大量饮酒是高血压发生的危险因素,但低至中度的酒精摄入量有利于控制血压水平[227],且红葡萄酒具有血管扩张,降低成年吸烟者血压的功效[228-230]。然而,本研究采用传统的 logistic 分析未发现吸烟或饮酒与高血压风险的确定性关系。这一方面可能是由于所采用的资料中没有区分日均吸烟量、日均饮酒量及酒的种类等因素;另一方面可能是由于被调查的女性较少涉及吸烟饮酒等行为,其作用程度无法明确体现出来。进一步,包含时空协变量的 BYM 与 SCM 模型能够识别出某些年份吸烟或饮酒与高血压的确定性关联,而加入贝叶斯样条的

BYM 与 SCM 模型则能够突出疾病风险的持久性模式,并通过对比区域性指标发现,吸烟与饮酒均可能造成高血压风险的上升,但吸烟的危险作用可能具有至少 10 年的滞后效应。

第二节　政策建议

(一)推广健康生活方式,控制高血压危险因素流行

　　剔除遗传因素外,高血压很大程度上是可防可控的,其形成不是一朝一夕的,而与长期以来的不良生活方式有重要关联。因此,推广健康生活方式,控制高血压危险因素流行是防治高血压的基本步骤。

　　首先,频繁饮酒会明显增加个体(尤其是男性)患高血压的风险,而吸烟与饮酒过多也可能导致区域高血压风险上升,且吸烟的危险作用可能具有一定的时滞性。因此,积极引导健康的生活方式,控烟限酒,是降低个体与区域的高血压疾病负担的有效举措。

　　其次,体重与腰围超标及膳食高盐均可能加重个体与区域的高血压疾病负担。因此,推动合理、平衡的饮食方式,提倡低脂肪、低盐饮食,能够有效控制肥胖等因素引致的高血压风险。

　　再次,工作与生活压力过大也可能使个体患高血压的风险上升,还会引致吸烟与饮酒等需求,从而使高血压患病风险进一步上升。因此,以社区为平台定期对某些特殊人群进行心理疏导,缓解其面临的心理压力,能够有效减少吸烟或饮酒的引致需求,消除不利于心理和身体健康的行为和习惯,从而减小高血压的患病危险。

（二）加强健康教育，开展健康体检和筛查，推广高血压自我管理

本研究表明，文化程度的提高能够有效降低个体患高血压（尤其是男性）的风险。通常而言，文化程度较高的人群掌握的健康知识相对较多，其自我管理能力也相对较强，而高血压患者普遍自我管理能力较弱。因此，应当加大社区卫生和公共医疗对生活方式的干预力度，使高血压患者掌握自我保健的方法，提高高血压患者的依从性与自我管理能力，切实改变不良的生活方式。

高血压防治是一个系统工程，不仅需要患者加强自我管理能力，还应当动员和协调全社会力量共同参与。因此，应当充分利用社会团体、学校、企业等方面的优势，定期开展以社区为平台的健康教育活动，提高个体的健康知识水平和控制危险因素的技能，有效降低个体患高血压的风险。

（三）因时制宜，因地制宜，制订高血压防治中长期规划

本研究发现，不同地区高血压患病风险及其变化趋势可能存在着差别，而且不同年龄组、不同性别高血压的患病特点也可能有所不同。因此，各级政府和卫生行政主管部门在高血压防治中应当因时制宜，因地制宜，制订高血压防治中长期规划，并保障高血压防治的经费投入，鼓励和支持高血压人群防治研究。具体而言，在高血压防控工作中应当有所侧重，加强高血压高发地区与高危人群的监测力度，同时开展对健康人群的体检，及早发现高血压患者，提高知晓率，有效降低高血压高发地区的疾病负担。

第三节　总结与展望

本研究基于中国健康与营养调查（CHNS）的数据，按性别分层研究我国七省份高血压的患病特点及其随时间变化的趋势，并利用传统的面板 logit 模型与空间分析方法（BYM 与 SCM）分别从个体与区域层面上探讨高血压患病的相关因素及其在不同性别中的作用机制。

本研究的主要贡献为：①将区域水平协变量引入贝叶斯 BYM 与 SCM 模型中，不仅考察协变量的区域效应，同时考察其性别效应，首次从区域层面量化高血压的风险因素；②首次尝试将不同年份的区域水平协变量引入贝叶斯 BYM 模型中，不仅考察协变量区域效应与性别效应，同时考察其随时间变化的趋势，有助于进一步考察影响高血压的潜在危险因素；③将贝叶斯样条引入 BYM 与 SCM 模型进行拓展，首次考察不等间隔下非罕见疾病风险的时空变异，有利于充分利用样本的空间与时间信息，突出疾病风险的持久性模式与不寻常模式，为更为深入地探讨疾病病因提供可靠信息。

由于时间与研究能力的限制，本研究还存在很多需要进一步深入研究和完善的地方，主要包括：①本研究以省级为分析尺度，可能导致参数的统计推断不确定性较大，但由于调查数据的保密性等原则性要求，无法获得尺度更细的市或县的数据；②调查问卷关于每日吸烟量、吸烟年限、饮酒年限、饮酒类型与睡眠持续时间等数据缺失较多，这可能是本研究采用传统的 logistic 模型尚未发现吸烟、饮酒及睡眠等生活方式与高血压的明确关联的重要原因之一；③本研究中 BYM 与 SCM 空间或时空分析中空间结构化与空间异质性随机效应仍然分别采用常用的 ICAR 与高斯先验分布,可能无法充分地评估不同程度空间相关性与样本中存在极端值等情形对疾病风险估计的影响,这是本研究下一步的研究方向。

参考文献

[1]Organization W H. A global brief on Hypertension-Silent killer, global public health crisis[R]. 2013.

[2]刘力生,吴兆苏,朱鼎良. 中国高血压防治指南（2010年修订版)[Z]. 北京：人民卫生出版社,2010.

[3]中国疾病预防中心慢性非传染性疾病预防控制中心. 中国慢性病及其危险因素监测报告(2010)[R]. 2010.

[4]生命时报. 重磅｜"中国心血管病死亡地图"发布,看看你的家乡上榜了没[Z]. 2017.

[5]王劲峰,葛咏,李连发,等. 地理学时空数据分析方法[J]. 地理学报, 2014,69(9):1326－1345.

[6]Goungounga J A, Gaudart J, Colonna M E A. Impact of socioeconomic inequalities on geographic disparities in cancer incidence: comparison of methods for spatial disease mapping[J]. BMC Medical Research Methodology, 2016 (16):136－149.

[7]Xia H, Carlin B P. Spatio - temporal models with errors in covariates: mapping Ohio lung cancer mortality [J]. Statistics in Medicine, 1998,17(18):2025－2043.

[8]Gustafson P, Hossain S, Macnab Y C. Conservative

prior distributions for variance parameters in hierarchical models[J]. Canadian Journal of Statistics, 2006,34(3):377—390.

[9]Waller L A, Carlin B P, Xia H, et al. Hierarchical spatio-temporal mapping of disease rates[J]. Journal of the American Statistical Association, 1997,92(438):607—617.

[10] Eberly L E, Carlin B P. Identifiability and convergence issues for Markov chain Monte Carlo fitting of spatial models[J]. Statistics in Medicine, 2000,19(1718): 2279—2294.

[11]Ghosh M, Natarajan K, Stroud T, et al. Generalized linear models for small-area estimation[J]. Journal of the American Statistical Association, 1998,93(441):273—282.

[12]Macnab Y C. On identification in Bayesian disease mapping and ecological-spatial regression models [J]. Statistical Methods in Medical Research, 2014,23(2):134—155.

[13]Gelfand A E, Sahu S K. Identifiability, improper priors, and Gibbs sampling for generalized linear models [J]. Journal of the American Statistical Association, 1999,94 (445):247—253.

[14]Gelman A. Prior distributions for variance parameters in hierarchical models (comment on article by Browne and Draper) [J]. Bayesian Analysis, 2006,1(3):515—534.

[15] Besag J, Green P, Higdon D, et al. Bayesian computation and stochastic systems[J]. Statistical Science, 1995:3—41.

[16]Buenconsejo J, Fish D, Childs J E, et al. A Bayesian hierarchical model for the estimation of two incomplete surveillance data sets[J]. Statistics in Medicine, 2008, 27 (17):3269－3285.

[17]Macnab Y C. On Gaussian Markov random fields and Bayesian disease mapping[J]. Statistical Methods in Medical Research, 2010.

[18]Botella Rocamora P, López Quílez A, Martinez Beneito M A. Spatial moving average risk smoothing[J]. Statistics in Medicine, 2013,32(15):2595－2612.

[19]Moraga P, Lawson A B. Gaussian component mixtures and CAR models in Bayesian disease mapping[J]. Computational Statistics & Data Analysis, 2012,56(6):1417－1433.

[20]Jin X, Carlin B P, Banerjee S. Generalized hierarchical multivariate CAR models for areal data[J]. Biometrics, 2005, 61 (4):950－961.

[21]Besag J, York J, Mollié A. Bayesian image restoration, with two applications in spatial statistics[J]. Annals of the Institute of Statistical Mathematics, 1991,43(1):1－20.

[22]Gelfand A E, Vounatsou P. Proper multivariate conditional autoregressive models for spatial data analysis [J]. Biostatistics, 2003,4(1):11－15.

[23]Martínez Beneito M A, López Quílez A, Botella Rocamora P. An autoregressive approach to spatio-temporal disease mapping[J]. Statistics in Medicine, 2008, 27(15):2874－2889.

[24]Macnab Y C, Gustafson P. Regression B-spline

smoothing in Bayesian disease mapping: with an application to patient safety surveillance [J]. Statistics in Medicine, 2007,26(24):4455—4474.

[25]Ashby D. Bayesian statistics in medicine: a 25 year review[J]. Statistics in Medicine, 2006,25(21):3589—3631.

[26]Strong M, Pearson T, Macnab Y C, et al. Mapping gender variation in the spatial pattern of alcohol-related mortality: A Bayesian analysis using data from South Yorkshire, United Kingdom[J]. Spatial and Spatio-temporal Epidemiology, 2012,3(2):141—149.

[27]Held L, Graziano G, Frank C, et al. Joint spatial analysis of gastrointestinal infectious diseases[J]. Statistical Methods in Medical Research. 2006,15(5):465—480.

[28]Downing A, Forman D, Gilthorpe M S, et al. Joint disease mapping using six cancers in the Yorkshire region of England[J]. International Journal of Health Geographics. 2008,7(1):41.

[29]Dabney A R, Wakefield J C. Issues in the mapping of two diseases[J]. Statistical Methods in Medical Research, 2005,14(1):83—112.

[30] Kazembe L N, Muula A S, Simoonga C. Joint spatial modelling of common morbidities of childhood fever and diarrhoea in Malawi[J]. Health & Place, 2009,15(1):165—172.

[31]Earnest A, Beard J R, Morgan G, et al. Small area estimation of sparse disease counts using shared component models-application to birth defect registry data in New South

Wales, Australia[J]. Health & Place, 2010,16(4):684－693.

[32]Spiegelhalter D J, Best N G, Carlin B P, et al. Bayesian measures of model complexity and fit[J]. Journal of the Royal Statistical Society: Series B (Statistical Methodology), 2002, 64(4):583－639.

[33]Mollié A, Gilks W R, Richardson S, et al. Bayesian mapping of disease [J]. Markov Chain Monte Carlo in Practice, 1996,1: 359－379.

[34]Yan P, Clayton M K. A cluster model for space-time disease counts[J]. Statistics in Medicine, 2006,25(5): 867－881.

[35]Bernardinelli L, Clayton D, Montomoli C. Bayesian estimates of disease maps: how important are priors? [J]. Statistics in Medicine, 1995,14(21－22):2411－2431.

[36]Gelman A, Jakulin A, Pittau M G, et al. A weakly informative default prior distribution for logistic and other regression models[J]. The Annals of Applied Statistics, 2008: 1360－1383.

[37]Nathoo F S, Ghosh P. Skew-elliptical spatial random effect modeling for areal data with application to mapping health utilization rates[J]. Statistics in Medicine, 2013,32(2):290－306.

[38]Cai B, Lawson A B, Hossain M, et al. Bayesian semiparametric model with spatially-temporally varying coefficients selection [J]. Statistics in Medicine, 2013, 32(21):3670－3685.

[39] Geyer C J. Practical markov chain monte carlo [J]. Statistical Science, 1992:473－483.

[40] Gelman A, Rubin D B. Inference from iterative simulation using multiple sequences [J]. Statistical Science, 1992:457－472.

[41] Patz R J, Junker B W. A straightforward approach to Markov chain Monte Carlo methods for item response models[J]. Journal of Educational and Behavioral Statistics, 1999,24(2):146－178.

[42] Brooks S P, Gelman A. General methods for monitoring convergence of iterative simulations[J]. Journal of Computational and Graphical Statistics, 1998, 7(4):434－455.

[43] Sinharay S. Assessing convergence of the Markov Chain Monte Carlo algorithms: A review[J]. ETS Research Report Series, 2003,2003(1):52.

[44] Tierney L. Markov chains for exploring posterior distributions[J]. The Annals of Statistics, 1994:1701－1728.

[45] 王耀富. MCMC 中的切片抽样方法研究[J]. 统计与决策, 2008(20).

[46] 李新建, 徐继英, 姚海宏. 上海市居民高血压危险因素病例对照研究[J]. 中国慢性病预防与控制, 2010(4):375－379.

[47] 王丽娜, 曹丽, 张敬一, 等. 河北省成年居民高血压患病状况及相关危险因素分析[J]. 中国慢性病预防与控制, 2008,16(2):125－129.

[48] 罗雷, 栾荣生, 袁萍. 中国居民高血压病主要危险因

素的 Meta 分析[J]. 中华流行病学杂志，2003(01):56－59.

[49] Niskanen L，Laaksonen D E，Nyyssönen K，et al. Inflammation，abdominal obesity，and smoking as predictors of hypertension[J]. Hypertension，2004,44(6): 859－865.

[50]王劲松,余金明,胡大一,等. 北京城乡社区 20～ 44 岁居民高血压患病率及其危险因素[J]. 中华高血压杂志，2009,17(9):811－816.

[51]Ishikawa K，Ohta T，Zhang J，et al. Influence of age and gender on exercise training-induced blood pressure reduction in systemic hypertension[J]. The American Journal of Cardiology，1999,84(2):192－196.

[52]Helmers K F，Baker B，O Kelly B，et al. Anger expression，gender，and ambulatory blood pressure in mild，unmedicated adults with hypertension [J]. Annals of Behavioral Medicine，2000,22(1):60－64.

[53] Momtaz Y A，Hamid T A，Yusoff S，et al. Loneliness as a risk factor for hypertension in later life [J]. Journal of Aging and Health，2012，24(4):696－710.

[54]张京,郭永梅,张莹莹,等. 中国居民吸烟与原发性高血压关系 Meta 分析[J]. 中国公共卫生，2006,22(11):1344－1345.

[55]Janzon E，Hedblad B，Berglund G，et al. Changes in blood pressure and body weight following smoking cessation in women[J]. Journal of internal medicine，2004,255(2):266－272.

[56] Audrain-Mcgovern J，Benowitz N L. Cigarette

smoking, nicotine, and body weight [J]. Clinical pharmacology and Therapeutics, 2011,90(1):164－168.

[57]Lee D, Ha M, Kim J, et al. Effects of smoking cessation on changes in blood pressure and incidence of hypertension a 4-year follow-up study[J]. Hypertension, 2001, 37(2):194－198.

[58]Lloyd-Sherlock P, Beard J, Minicuci N, et al. Hypertension among older adults in low-and middle-income countries: prevalence, awareness and control [J]. International Journal of Epidemiology, 2014,43(1):116－128.

[59]Kaplan M S, Huguet N, Feeny D H, et al. Self－reported hypertension prevalence and income among older adults in Canada and the United States[J]. Social Science & Medicine, 2010,70(6):844－849.

[60]李军昕,张波. 不同年代中国人群高血压病危险因素的 Meta 分析[J]. 中国循证医学杂志, 2009, 9(12):1302－1309.

[61]Gangwisch J E, Heymsfield S B, Boden-Albala B, et al. Short sleep duration as a risk factor for hypertension analyses of the first national health and nutrition examination survey[J]. Hypertension, 2006,47(5):833－839.

[62]Gottlieb D J, Redline S, Nieto F J, et al. Association of usual sleep duration with hypertension: the Sleep Heart Health Study[J]. SLEEP, 2006, 29(8):1009.

[63]Lopez Garcia E, Faubel R, Guallar Castillon P, et al. Self-Reported Sleep Duration and Hypertension in Older

Spanish Adults〔J〕. Journal of the American Geriatrics Society，2009,57(4):663－668.

〔64〕Kagan A，Faibel H，Ben-Arie G，et al. Gender differences in ambulatory blood pressure monitoring profile in obese，overweight and normal subjects[J]. Journal of Human Hypertension，2007,21(2):128－134.

〔65〕Pechère-Bertschi A，Burnier M. Female sex hormones，salt，and blood pressure regulation[J]. American Journal of Hypertension，2004,17(10):994－1001.

〔66〕Shunichi K，Kazuo M，Genjiro K，et al. A gender difference in the association between salt sensitivity and family history of hypertension〔J〕. American journal of hypertension，1992,5(1):1－7.

〔67〕Sesso H D，Cook N R，Buring J E，et al. Alcohol consumption and the risk of hypertension in women and men [J]. Hypertension，2008,51(4):1080－1087.

〔68〕Witteman J，Willett W C，Stampfer M J，et al. Relation of moderate alcohol consumption and risk of systemic hypertension in women[J]. The American Journal of Cardiology，1990,65(9):633－637.

〔69〕Cappuccio F P，Stranges S，Kandala N，et al. Gender-specific associations of short sleep duration with prevalent and incident hypertension the Whitehall Ⅱ study [J]. Hypertension，2007,50(4):693－700.

[70]李慧. 山东省农村居民高血压患病与血压控制的性别差异分析[D]. 山东大学，2009.

[71]王秀珍，王高频，孙兆青，等. 辽宁省阜新市农村男性

人群高血压的患病情况及危险因素调查[J]. 中国心血管病研究，2008(01):3—5.

[72]马玉霞,张兵,王惠君,等. 饮酒行为对我国9省成年居民高血压患病的影响研究[J]. 中国慢性病预防与控制，2011(01):9—12.

[73]吴锡桂,段秀芳,黄广勇,等. 我国老年人群单纯性收缩期高血压患病率及影响因素[J]. 中华心血管病杂志，2003(06):456—459.

[74]陈捷,赵秀丽,武峰,等. 我国14省市中老年人肥胖超重流行现状及其与高血压患病率的关系[J]. 中华医学杂志，2005(40):2830—2833.

[75]Bowman T S, Gaziano J M, Buring J E, et al. A prospective study of cigarette smoking and risk of incident hypertension in women[J]. Journal of the American College of Cardiology, 2007,50(21):2085—2092.

[76]Berke O. Choropleth mapping of regional count data of Echinococcus multilocularis among red foxes in Lower Saxony, Germany[J]. Preventive Veterinary Medicine, 2001, 52(2):119—131.

[77]陈炳为,许碧云,倪宗瓒,等. 地理权重回归模型在甲状腺肿大中的应用[J]. 数理统计与管理，2005,24(3):113—117.

[78]Rushton G, Aclynm G. Improving the geographic basis of health surveillance using GIS[J]. GIS and Health, 2003:63—80.

[79]Berke O. Exploratory spatial relative risk mapping [J]. Preventive Veterinary Medicine, 2005,71(3):173—182.

[80]陆应昶,赵金扣,胡晓抒,等.江苏省高血压病空间地理分布影响因素初探[J].中华流行病学杂志,2004,25(7):91—93.

[81]Zhang Z,Carpenter T E,Chen Y,et al. Identifying high-risk regions for schistosomiasis in Guichi, China: a spatial analysis[J]. Acta Tropica,2008,107(3):217—223.

[82]曹志冬,王劲峰,高一鸽,等.广州SARS流行的空间风险因子与空间相关性特征[J]. Acta Geographica Sinica,2008,63(9):981—993.

[83]王洁贞,马希兰."克立格"定量医学地图的理论方法及其应用[J].山东大学学报:医学版,2002,40(2):97—99.

[84] Abrial D,Calavas D,Jarrige N,et al. Spatial heterogeneity of the risk of BSE in France following the ban of meat and bone meal in cattle feed [J]. Preventive Veterinary Medicine,2005,67(1):69—82.

[85]Bihrmann K,Nielsen S S,Toft N,et al. Spatial differences in occurrence of paratuberculosis in Danish dairy herds and in control programme participation[J]. Preventive Veterinary Medicine. 2012,103(2):112—119.

[86]Gotway C A,Wolfinger R D. Spatial prediction of counts and rates[J]. Statistics in Medicine,2003,22(9):1415—1432.

[87] Armstrong M D P A. Theory and Practice of Sequential Simulation.Geostatistical Simulations[M]. Kluwer Academic Publishers,1993,111—124.

[88]Zeng G,Liang J,Guo S,et al. Spatial analysis of human health risk associated with ingesting manganese in

Huangxing Town，Middle China[J]. Chemosphere，2009,77
(3):368—375.

[89]王功军,骆福添. 核估计在小地域分析疾病中的应用
[J]. 中国医院统计，2005,12(3):231—233.

[90] Khalakdina A，Selvin S，Merrill D W，et al.
Analysis of the spatial distribution of cryptosporidiosis in
AIDS patients in San Francisco using density equalizing map
projections（DEMP）[J]. International Journal of Hygiene
and Environmental Health，2003,206(6):553—561.

[91]Ali M，Emch M，Tofail F，et al. Implications of
health care provision on acute lower respiratory infection
mortality in Bangladeshi children [J]. Social Science &
Medicine，2001,52(2):267—277.

[92]Ali M，Emch M，Donnay J. Spatial filtering using a
raster geographic information system：methods for scaling
health and environmental data[J]. Health & Place，2002,8
(2):85—92.

[93] Ali M，Emch M，Donnay J，et al. The spatial
epidemiology of cholera in an endemic area of Bangladesh
[J]. Social Science & Medicine，2002,55(6):1015—1024.

[94] Ali M，Emch M，Donnay J，et al. Identifying
environmental risk factors for endemic cholera：a raster GIS
approach[J]. Health & Place，2002,8(3):201—210.

[95]李德云,邓佳云,李津蜀,等. 四川省碘缺乏病趋势面
分析模型[J]. 中国地方病学杂志，2004,23(4):58—60.

[96]薛付忠,王洁贞,张际文,等. 疾病空间分布趋势面模
型阶次确定方法的研究[J]. 山东大学学报：医学版，2004,42

（2）：125－130.

[97]薛付忠,王洁贞.三维自回归趋势面模型在疾病时空动态分析中的应用[J].中国卫生统计,1999,16(6):19－22.

[98]Gittins R. Trend－surface analysis of ecological data[J]. The Journal of Ecology, 1968:845－869.

[99]王黎霞,刘胜安.用趋势面分析法研究我国涂阳肺结核患病率的地理分布[J].中华流行病学杂志,1995,16(5):274－277.

[100]韩兢,李会庆.山东省主要恶性肿瘤死亡率地域分布的趋势面分析[J].山东医科大学学报,2000,38(3):255－257.

[101]罗盛,马峻岭,陈景武.恶性肿瘤死亡率地域分布的趋势面分析[J].中国卫生统计,2008,25(4):357－359.

[102]张际文,王洁贞,薛付忠,等.山东省糖尿病死亡率的趋势面分析[J].山东大学学报:医学版,2003,41(4):388－390.

[103]薛付忠,王洁贞,马吉祥,等.疾病空间分布趋势面模型的共线性偏倚及其测量与控制[J].中国卫生统计,2004,21(2):81－84.

[104]王晓燕,沈毅,陈坤,等.趋势面分析法在肺癌死亡率地理分布研究中的应用[J].中华流行病学杂志,2007,28(6):608－612.

[105]王琳娜,王彤,郭明英,等.山西省综合医院医疗服务水平趋势面分析[J].中国卫生统计,2001(01):3－5.

[106]薛付忠,吴晓云,王洁贞,等.边缘效应偏倚对疾病空间分布趋势面分析结果的影响[J].实用医药杂志,2004,20(10):766－769.

[107]王发银,薛付忠,王洁贞,等. 调查点不足偏倚对疾病空间分布趋势面分析结果的影响[J]. 预防医学文献信息,2005,10(1):3—6.

[108]Clements A C, Pfeiffer D U, Martin V, et al. A Rift Valley fever atlas for Africa[J]. Preventive Veterinary Medicine,2007,82(1):72—82.

[109]黄秋兰,唐咸艳,周红霞,等. 应用空间回归技术从全局和局部两水平上定量探讨影响广西流行性乙型脑炎发病的气象因素 [J]. 中华疾病控制杂志,2013,17(4):282—286.

[110] Ettarh R, Galiwango E, Rutebemberwa E, et al. Spatial analysis of determinants of choice of treatment provider for fever in under-five children in Iganga, Uganda [J]. Health & Place, 2011,17(1):320—326.

[111]许碧云,陈炳为,李德云. Bayesian 空间泊松模型对小区域非传染病患病率的估计[J]. 中华疾病控制杂志,2010(2):166—168.

[112]Maiti T. Hierarchical Bayes estimation of mortality rates for disease mapping[J]. Journal of Statistical Planning and Inference,1998,69(2):339—348.

[113]Kim D R, Ali M, Thiem V D, et al. Geographic analysis of shigellosis in Vietnam[J]. Health & Place, 2008,14(4):755—767.

[114]Lee D. A comparison of conditional autoregressive models used in Bayesian disease mapping[J]. Spatial and Spatio-temporal Epidemiology,2011,2(2):79—89.

[115] Adegboye O A, Kotze D. Disease mapping of Leishmaniasis outbreak in Afghanistan: spatial hierarchical

Bayesian analysis［J］. Asian Pacific Journal of Tropical Disease，2012,2(4):253－259.

［116］Ghosh M，Natarajan K，Waller L A，et al. Hierarchical Bayes GLMs for the analysis of spatial data：An application to disease mapping［J］. Journal of Statistical Planning and Inference，1999,75(2):305－318.

［117］Alegana V A，Atkinson P M，Wright J A，et al. Estimation of malaria incidence in northern Namibia in 2009 using Bayesian conditional-autoregressive Spatial-Temporal models ［ J ］. Spatial and Spatio-temporal Epidemiology，2013,7:25－36.

［118］Toft N，Innocent G T，Mckendrick I J，et al. Spatial distribution of Escherichia coli O157-positive farms in Scotland[J]. Preventive Veterinary Medicine，2005,71(1):45－56.

［119］Knorr Held L，Best N G. A shared component model for detecting joint and selective clustering of two diseases[J]. Journal of the Royal Statistical Society：Series A (Statistics in Society)，2001,164(1):73－85.

［120］Onicescu G，Hill E G，Lawson A B，et al. Joint disease mapping of cervical and male oropharyngeal cancer incidence in blacks and whites in South Carolina[J]. Spatial and Spatio-temporal Epidemiology，2010,1(2):133－141.

［121］Berke O. Exploratory spatial relative risk mapping ［J］. Preventive Veterinary Medicine，2005，71(3):173－182.

［122］Zhang Z，Carpenter T E，Chen Y，et al. Identifying

high-risk regions for schistosomiasis in Guichi，China：a spatial analysis[J]. Acta Tropica. 2008，107(3):217−223.

[123]A G. Prior distributions for variance parameters in hierarchical models （comment on article by Browne and Draper)[J]. Bayesian Analysis，2006,1(3):515−534.

[124]王杨,王睿,陈涛,等. 贝叶斯分层模型在医疗器械临床试验中的应用[J]. 中华疾病控制杂志，2012,16(3):254−256.

[125]闵素芹,李群. 分层线性模型中的经验贝叶斯与完全贝叶斯方法及其比较[J]. 统计与决策，2010(11):4−6.

[126]Dean C B，Ugarte M D，F M A. Penalized quasi-likelihood with spatially correlated data[J]. Computational Statistics & Data Analysis, 2004,45(2):235−248.

[127] Macnab Y C. Hierarchical Bayesian spatial modelling of small-area rates of non-rare disease [J]. Statistics in Medicine, 2003,22(10):1761−1773.

[128]Ugarte M D，Goicoa T，Ibanez B，et al. Evaluating the performance of spatio-temporal Bayesian models in disease mapping[J]. Environmetrics, 2009,20(6):647−665.

[129]朱丽叶. 分层模型与贝叶斯方法[D]. 暨南大学，2012.

[130]Malay Ghosh，Kannan Natarajan，T W F Stroud，et al. Generalized linear models for small-area estimation [J]. Journal of the American Statistical Association，1998,93(441):273−282.

[131]Mollie A，Richardson S. Empirical Bayes estimates of cancer mortality rates using spatial models[J]. Statistics in

Medicine, 1991,10(1):95—112.

[132]Desouza C M. An empirical Bayes formulation of cohort models in cancer epidemiology [J]. Statistics in Medicine, 1991,10(8):1241—1256.

[133] Buenconsejo J, Fish D, Childs J E, et al. A Bayesian hierarchical model for the estimation of two incomplete surveillance data sets[J]. Statistics in Medicine, 2008,71(1):45—56.

[134] Gustafson P, Hossain S, C M Y. Conservative prior distributions for variance parameters in hierarchical models[J]. Canadian Journal of Statistics, 2006,34(3):377—390.

[135]Gelman A, Jakulin A, Pittau M G, et al. A weakly informative default prior distribution for logistic and other regression models[J]. The Annals of Applied Statistics, 2009 (4):1360—1383.

[136]Bernardinelli L, C M. Empirical Bayes versus fully Bayesian analysis of geographical variation in disease risk [J]. Statistics in Medicine, 11(8):983—1007.

[137]Sue Bell B, D B L. A Bayesian analysis for spatial processes with application to disease mapping[J]. Statistics in Medicine, 2000,19(7):957—974.

[138]Macnab Y C, Dean C B. Spatio-temporal modelling of rates for the construction of disease maps[J]. Statistics in Medicine, 2002,21(3):347—358.

[139]Pickle L W. Exploring spatio-temporal patterns of mortality using mixed effects models [J]. Statistics in

Medicine，2000，19(17—18)：2251—2263.

[140]Macnab Y C，Dean C B. Autoregressive spatial smoothing and temporal spline smoothing for mapping rates [J]. Biometrics，2001：949—956.

[141]Sun D，Tsutakawa R K，Kim H，et al. Spatio-temporal interaction with disease mapping[J]. Statistics in Medicine，2000，19(15)：2015—2035.

[142] Assunção R M，Reis I A，Oliveira C D L. Diffusion and prediction of Leishmaniasis in a large metropolitan area in Brazil with a Bayesian space－time model[J]. Statistics in Medicine，2001，20(15)：2319—2335.

[143]郑卫军,李秀央,陈坤. 空间流行病学研究中的贝叶斯统计方法[J]. 浙江大学学报：医学版，2008，37(6)：642—647.

[144]葛辉,周脉耕,王晓风,等. 多水平贝叶斯模型在灵璧县食道癌死亡率空间分布模式研究中应用[J]. 中华疾病控制杂志，2013，6：534—537.

[145]D A. Bayesian statistics in medicine：a 25 year review[J]. Statistics in Medicine，2006，25(21)：3589—3631.

[146] B R W. US cancer mortality rates and trends 1950—1979[M].Two Sixty Press，1983.

[147]Clayton D，Kaldor J. Empirical Bayes estimates of age-standardized relative risks for use in disease mapping [J]. Biometrics，1987：671—681.

[148]Manton K G，Woodbury M A，Stallard E，et al. Empirical Bayes procedures for stabilizing maps of US cancer mortality rates[J]. Journal of the American Statistical

Association，84(407)：637—650.

［149］S M C. Cancer mapping：overview and conclusions [M]. Springer，1989：269—273.

［150］M D C. An approximate bivariate Bayesian method for analyzing small frequencies[J]. Biometrics，1992：1113—1130.

［151］Leyland A H，Langford I H，Rasbash J，et al. Multivariate spatial models for event data[J]. Statistics in Medicine，2000,19(17—18)：2469—2478.

［152］Gelfand A E，P V. Proper multivariate conditional autoregressive models for spatial data analysis [J]. Biostatistics，2003,4(1)：11—15.

［153］Jin X，Carlin B P，S B. Generalized hierarchical multivariate CAR models for areal data[J]. Piometrics 2005，61(4)：950—961.

［154］Held L，Natário I，Fenton S E，et al. Towards joint disease mapping[J]. Statistical Methods in Medical Research，2005,14(1)：61—82.

［155］Bernadinelli L，Pascutto C，Best N G，et al. Disease mapping with errors in covariates[J]. Statistics in Medicine，1997,16(7)：741—752.

［156］Kim H，Sun D，K T R. A bivariate Bayes method for improving the estimates of mortality rates with a twofold conditional autoregressive model[J]. Journal of the American Statistical Association，1996(456)：1506—1521.

［157］Richardson S，Abellan J J，Best N. Bayesian spatio-temporal analysis of joint patterns of male and female lung cancer risks in Yorkshire (UK)[J]. Statistical Methods in Medical Research, 2006,15(4):385—407.

[158]Tzala E, Best N. Bayesian latent variable modelling of multivariate spatio-temporal variation in cancer mortality [J]. Statistics in Medicine, 2000,19:2217—2241.

[159] Bernardinelli L, Clayton D, Pascutto C, et al. Bayesian analysis of space-time variation in disease risk [J]. Statistics in Medicine, 1995,14(21—22):2433—2443.

[160] Böhning D, Dietz E, P S. Space-time mixture modelling of public health data[J]. Statistics in Medicine, 2000,19(17—18):2333—2344.

[161] Dreassi E, Biggeri A, D C. Space-time models with time-dependent covariates for the analysis of the temporal lag between socioeconomic factors and lung cancer mortality[J]. Statistics in Medicine, 2005,24(12):1919—1932.

[162] Ocaña Riola R. The misuse of count data aggregated over time for disease mapping[J]. Statistics in Medicine, 2007,26(24):4489—4504.

[163] Knorr-Held L, Besag J. Modelling risk from a disease in time and space[J]. Statistics in Medicine, 1998,17(18):2045—2060.

[164]Knorr-Held L. Bayesian modelling of inseparable space-time variation in disease risk[J]. Statistics in Medicine, 2000,19: 2555—2567.

[165]Cai B, Lawson A B, Hossain H, et al. Bayesian semiparametric model with spatially-temporally varying

coefficients selection [J]. Statistics in Medicine, 2013, 32 (21):3670—3685.

[166] Macnab Y C. Mapping disability-adjusted life years: a Bayesian hierarchical model framework for burden of disease and injury assessment [J]. Statistics in Medicine, 2007,26(26):4746—4769.

[167] Tzala E, Best N. Bayesian latent variable modelling of multivariate spatio-temporal variation in cancer mortality[J]. Statistics in Medicine, 2007:1—22.

[168] Knorr Held L, Raßer G. Bayesian detection of clusters and discontinuities in disease maps[J]. Biometrics, 2000,56(1):13—21.

[169] Toledano M B, Jarup L, Best N, et al. Spatial variation and temporal trends of testicular cancer in Great Britain.[J]. British Journal of Cancer, 2001,84(11):1482—1487.

[170] Bernardinelli L, Pascutto C, Montomoli C, et al. Investigating the genetic association between diabetes and malaria: an application of Bayesian ecological regression models with errors in covariates[J]. Spatial epidemiology, Methods and applications, New York: Oxford University Press Inc, 2000:286—301.

[171]Anderson C, Lee D, Dean N. Spatial clustering of average risks and risk trends in Bayesian disease mapping [J]. Biometrical Journal, 2016,59(1):41—56.

[172] Waller L A, Carlin B P, Xia H. Structuring correlation within hierarchical spatio-temporal models for

disease rates [M]. Modelling Longitudinal and Spatially Correlated Data, Springer, 1997,309—319.

[173] Martine-Beneito M, López-Quilez A, Botella-Rocamorap. An autoregressive approach to spatio-temporal disease mapping[J]. Statistics in Medicine, 2008, 27 (15): 2874—2889.

[174] Adin A, Nez-Beneito M A M, Botella-Rocamora P, et al. Smoothing and high risk areas detection in space—time disease mapping: a comparison of P-splines, autoregressive, and moving average models[J]. Stochastic Environmental Research and Risk Assessment, 2017,31(2): 403—415.

[175] Langford I H, Leyland A H, Rasbash J, et al. Multilevel modelling of the geographical distributions of diseases[J]. Journal of the Royal Statistical Society: Series C (Applied Statistics), 1999,48(2):253—268.

[176] Knorr-Held L, Best N G. A shared component model for detecting joint and selective clustering of two diseases[J]. Journal of the Royal Statistical Society: Series A (Statistics in Society), 2001,164(1):73—85.

[177] Mahaki B, Mehrabi Y, Kavousi A, et al. Multivariate disease mapping of seven prevalent cancers in Iran using a shared component model [J]. Asian Pacific Journal of Cancer Prevention, 2011,12(9):2353—2358.

[178] Manda S M, Feltbower R G, Gilthorpe M S. Review and empirical comparison of joint mapping of multiple diseases: review [J]. Southern African Journal of

Epidemiology and Infection，2012，27(4)：169—182.

[179]Best N，Richardson S，Thomson A. A comparison of Bayesian spatial models for disease mapping[J]. Statistical Methods In Medical Research，2005，14(1)：35—59.

[180]Ibáñez-Beroiz B，Librero-López J，Peiró-Moreno S，et al. Shared component modelling as an alternative to assess geographical variations in medical practice：gender inequalities in hospital admissions for chronic diseases [J]. BMC Medical Research Methodology，2011，11(1)：172.

[181]Toledano M B，Jarup L，Best N，et al. Spatial variation and temporal trends of testicular cancer in Great Britain[J]. British Journal of Cancer，2001，84(11)：1482—1487.

[182]Ancelet S，Abellan J J，Del Rio Vilas V J，et al. Bayesian shared spatial-component models to combine and borrow strength across sparse disease surveillance sources [J]. Biometrical Journal，2012，54(3)：385—404.

[183]Macnab Y C. On Bayesian shared component disease mapping and ecological regression with errors in covariates[J]. Statistics in Medicine，2010，29(11)：1239—1249.

[184]Li Xu，Dejian Lai，Fang Y. Spatial analysis of gender variation in the prevalence of hypertension among the middle-aged and elderly population in Zhejiang Province，China[J]. BMC Public Health，2016(16)：447—458.

[185]Ye Z，Xu L，Zi Zhou，et al. Application of SCM with Bayesian B-Spline to Spatio-Temporal Analysis of

Hypertension in China [J]. International Journal of Environmental Research and Public Health, 2018(15):55－72.

[186]Baker J, White N, Mengersen K, et al. Joint modelling of potentially avoidable hospitalisation for five diseases accounting for spatiotemporal effects: A case study in New South Wales, Australia[J]. PLoS ONE, 2017,12(8): e183653.

[187]Mahaki B, Mehrabi Y, A K, et al. A Spatio-Temporal Multivariate Shared Component Model with an Application to Iran Cancer Data[Z], 2017.

[188]Susanna M Cramb, Peter D Baade, Nicole M White, et al. Inferring lung cancer risk factor patterns through joint Bayesian spatio-temporal analysis[J]. Cancer Epidemiology, 2015(39):430－439.

[189]Metropolis N, Rosenbluth A W, Rosenbluth M N, et al. Equation of state calculations by fast computing machines[J]. The Journal of Chemical Physics, 1953,21(6): 1087－1092.

[190]Hastings W K. Monte Carlo sampling methods using Markov chains and their applications[J]. Biometrika, 1970,57(1):97－109.

[191]Geman S, Geman D. Stochastic relaxation, Gibbs distributions, and the Bayesian restoration of images [J]. Pattern Analysis and Machine Intelligence, IEEE Transactions on, 1984(6):721－741.

[192]Gelfand A E, Smith A F. Sampling-based approaches

to calculating marginal densities[J]. Journal of the American statistical association，1990,85(410):398－409.

[193]Miiller P. A generic approach to posterior integration and Gibbs sampling [J]. Statistics and Computing (to appear)，1991.

[194]Chib S，Greenberg E. Understanding the metropolis-hastings algorithm[J]. The American Statistician，1995，49(4):327－335.

[195] Liu J S，Wong W H，Kong A. Covariance structure of the Gibbs sampler with applications to the comparisons of estimators and augmentation schemes[J]. Biometrika，1994,81(1):27－40.

[196] Knorr Held L，Rue H. On block updating in Markov random field models for disease mapping [J]. Scandinavian Journal of Statistics，2002,29(4):597－614.

[197] Fu J，Jaime Gómez-Hernández J. Uncertainty assessment and data worth in groundwater flow and mass transport modeling using a blocking Markov chain Monte Carlo method[J]. Journal of Hydrology，2009,364(3):328－341.

[198] Duane S，Kennedy A D，Pendleton B J，et al. Hybrid monte carlo[J]. Physics Letters B，1987,195(2):216－222.

[199]Gilks W R，Wild P. Adaptive rejection sampling for Gibbs sampling[J]. Applied Statistics，1992:337－348.

[200] Gamerman D. Sampling from the posterior distribution in generalized linear mixed models[J]. Statistics

and Computing, 1997,7(1):57—68.

[201]Neal R M. Probabilistic inference using Markov chain Monte Carlo methods[J], 1993.

[202]Neal R M. An improved acceptance procedure for the hybrid Monte Carlo algorithm [J]. Journal of Computational Physics, 1994,111(1):194—203.

[203]Ishwaran H. Applications of hybrid Monte Carlo to Bayesian generalized linear models: Quasicomplete separation and neural networks [J]. Journal of Computational and Graphical Statistics, 1999,8(4):779—799.

[204]Gustafson P. Large hierarchical Bayesian analysis of multivariate survival data[J]. Biometrics, 1997:230—242.

[205]Mollié A. Bayesian and empirical Bayes approaches to disease mapping [J]. Disease Mapping and Risk Assessment for Public Health, 1999: 15—29.

[206]Haario H, Saksman E, Tamminen J. An adaptive Metropolis algorithm[J]. Bernoulli, 2001:223—242.

[207]Green P J, Mira A. Delayed rejection in reversible jump Metropolis - Hastings[J]. Biometrika, 2001,88(4): 1035—1053.

[208] Haario H, Laine M, Mira A, et al. DRAM: efficient adaptive MCMC [J]. Statistics and Computing, 2006,16(4):339—354.

[209] Cui T, Fox C, O'Sullivan M J. Bayesian calibration of a large-scale geothermal reservoir model by a new adaptive delayed acceptance Metropolis Hastings algorithm[J]. Water Resources Research, 2011,47(10).

［210］Vanderwerken D N, Schmidler S C. Parallel Markov Chain Monte Carlo[J]. Statistics ,2013,181(2):858 —872.

［211］Green P J. Reversible jump Markov chain Monte Carlo computation and Bayesian model determination[J]. Biometrika, 1995,82(4):711—732.

［212］Brooks S P, Roberts G O. Convergence assessment techniques for Markov chain Monte Carlo[J]. Statistics and Computing, 1998,8(4):319—335.

［213］Green P J. Trans-dimensional markov chain monte carlo[J]. Oxford Statistical Science Series, 2003:179—198.

［214］Green P J, Hastie D I. Reversible jump MCMC [J]. Genetics, 2009, 155(3):1391—1403.

［215］Cowles M K, Carlin B P. Markov chain Monte Carlo convergence diagnostics: a comparative review[J]. Journal of the American Statistical Association, 1996, 91 (434):883—904.

［216］El Adlouni S, Favre A, Bobée B. Comparison of methodologies to assess the convergence of Markov chain Monte Carlo methods[J]. Computational Statistics & Data Analysis, 2006,50(10):2685—2701.

［217］Crainiceanu C M, Ruppert D, Wand M P. Bayesian Analysis for Penalized Spline Regression Using Win BUGS [J], 2007.

［218］Ware L J, Rennie K L, Kruger H S, et al. Evaluation of waist-to-height ratio to predict 5 year cardiometabolic risk in sub-Saharan African adults[J].

Nutrition, Metabolism and Cardiovascular Diseases, 2014 (24):900－907.

[219]Li W, Chen I, Chang Y, et al. Waist-to-height ratio, waist circumference, and body mass index as indices of cardiometabolic risk among 36,642 Taiwanese adults[J]. European Journal of Nutrition, 2013,52(1):57－65.

[220]Pickle L W. Exploring spatio-temporal patterns of mortality using mixed effects models [J]. Statistics in Medicine, 2000,19(1718):2251－2263.

[221]Macnab Y C. Spline smoothing in Bayesian disease mapping[J]. Environmetrics, 2007,18(7):727－744.

[222] Ruppert D. Selecting the number of knots for penalized splines[J]. Journal of Computational and Graphical Statistics, 2002, 11(4).

[223] Gamerman D. Sampling from the posterior distribution in generalized linear mixed models[J]. Statistics and Computing, 1997,7(1):57－68.

[224]Luoto R, Sharrett A R, Schreiner P, et al. Blood pressure and menopausal transition: the Atherosclerosis Risk in Communities study (1987—1995) [J]. Journal of Hypertension, 2000,18(1):27－33.

[225]Wilsgaard T, Schirmer H, Arnesen E. Impact of body weight on blood pressure with a focus on sex differences: the Tromsø Study, 1986—1995[J]. Archives of Internal Medicine, 2000,160(18):2847－2853.

[226] de Gaudemaris R, Lang T, Chatellier G, et al. Socioeconomic inequalities in hypertension prevalence and

care the IHPAF study[J]. Hypertension，2002，39(6)：1119 —1125.

[227]Frisoli T M，Schmieder R E，Grodzicki T，et al. Beyond salt：lifestyle modifications and blood pressure [J]. European Heart Journal，2011：r379.

[228]Porteri E，Rizzoni D，De Ciuceis C，et al. Vasodilator effects of red wines in subcutaneous small resistance artery of patients with essential hypertension [J]. American Journal of Hypertension，2010，23(4)：373— 378.

[229]Papamichael C，Karatzi K，Karatzis E，et al. Combined acute effects of red wine consumption and cigarette smoking on haemodynamics of young smokers[J]. Journal of Hypertension，2006，24(7)：1287—1292.

[230]Papamichael C，Karatzis E，Karatzi K，et al. Red wine's antioxidants counteract acute endothelial dysfunction caused by cigarette smoking in healthy nonsmokers [J]. American Heart Journal，2004，147(2)：274.